Gefühle im Griff!

Gefühle im Griff!

Sven Barnow

Gefühle im Griff!

Wozu man Emotionen braucht und wie man sie reguliert

3., korrigierte Auflage

Mit 32 Abbildungen und 3 Tabellen

Unter Mitarbeit von Christina Reichenbacher

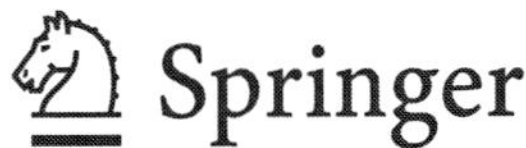

Prof. Dr. Sven Barnow
Psychologisches Institut
Universität Heidelberg
Heidelberg
Deutschland

ISBN 978-3-662-54636-9   ISBN 978-3-662-54637-6 (eBook)
https://doi.org/10.1007/978-3-662-54637-6

Die Deutsche Nationalbibliothek verzeichnet diese Publikation in der Deutschen Nationalbibliografie; detaillierte bibliografische Daten sind im Internet über http://dnb.d-nb.de abrufbar.

Umschlaggestaltung: deblik Berlin
Abbildungen: © Claudia Styrsky
Fotonachweis Umschlag: © Drobot Dean / Adobe Stock, ID-Nr. 113423452

Gedruckt auf säurefreiem und chlorfrei gebleichtem Papier

Springer ist Teil von Springer Nature
Die eingetragene Gesellschaft ist Springer-Verlag GmbH Deutschland
Die Anschrift der Gesellschaft ist: Heidelberger Platz 3, 14197 Berlin, Germany

Dieses Buch ist meiner Familie und meinen Freunden gewidmet,
ohne die dieses Buch nicht hätte entstehen können.

Vorwort zur 3. Auflage

Ich freue mich sehr darüber, dass drei Jahre nach Erstveröffentlichung, nun bereits die 3. Auflage des Buches *Gefühle im Griff* vorliegt. Die positive Resonanz mag unter anderem widerspiegeln, wie bedeutsam es ist, in einer immer komplexeren Welt, Gefühle zuverlässig erkennen und regulieren zu können. Die Verbindung zwischen Theorie und den praktischen Übungen ist zudem von den meisten Lesern und Leserinnen als sehr hilfreich empfunden worden. Unsere Arbeitsgruppe hat in den letzten Jahren das Konzept weiter entwickelt und zusätzlich zu diesem Selbsthilfebuch ein Manual für Trainer und Trainerinnen herausgegeben (Barnow, Reinelt, Sauer, 2016). Zudem liegen inzwischen Daten von über 50 Teilnehmer/innen vor, die am *Gefühle im Griff Training* an der Universität Heidelberg teilgenommen haben. Hierbei konnten wir die Wirksamkeit des Trainings dokumentieren: Grübeln verringerte sich stark und eine Zunahme hilfreicher Strategien wie Neubewertung und Akzeptanz zeigte sich bei nahezu allen Teilnehmer.

In der hier vorliegenden 3. Auflage wurden kleinere Korrekturen vorgenommen und die Lesbarkeit weiter verbessert. Die Kopiervorlagen zu den Arbeitsblättern, die im Buch abgedruckt sind, finden Sie in Kapitel 18 in größerer Schrift gesetzt und damit benutzerfreundlicher. Außerdem wurde aktuelle Literatur hinzugefügt.

Prof. Dr. Sven Barnow
Heidelberg, im Juni 2017

Vorwort: Warum Sie dieses Buch lesen sollten

Wir unterscheiden uns von allen anderen Lebewesen unter anderem in der Fähigkeit, Emotionen willentlich zu regulieren. Nur der Mensch kann Gefühle ganz gezielt beeinflussen und ist damit nicht mehr Spielball der äußeren Bedingungen! Diese Fähigkeit erlaubt es uns, frustrierende Handlungen zu planen und auszuführen, um längerfristige wichtige Ziele zu erreichen. Allerdings können wir unsere Vergangenheit nicht verleugnen: Gefühle und deren Regulation haben eine enorme Bedeutung für unser Wohlbefinden. Menschen mit Problemen in der Gefühlserkennung und -regulation sind beispielsweise anfälliger für Ängste und Depression und weisen auch ein geringeres Wohlbefinden und mehr körperliche Probleme auf. In diesem Buch geht es mir darum, deutlich zu machen, wie wichtig eine gelungene Gefühlsregulation für ein „gutes Leben" ist und wie sich Gefühle so regulieren lassen, dass sich Zufriedenheit und Wohlbefinden einstellen bzw. Ängste und Depressionen abnehmen. Ein schöner Nebeneffekt ist zudem die gleichzeitige Zunahme Ihrer Leistungsfähigkeit.

Dabei beschäftigt mich seit vielen Jahren die Frage, wie Menschen mit ihren Gefühlen umgehen und welche Folgen das für die seelische und körperliche Gesundheit hat. Unsere Forschungsergebnisse hierzu sind in vielen renommierten wissenschaftlichen Zeitschriften erschienen. Allerdings habe ich mich bisher schwer getan, diese gut verständlich in einem Buch zusammenzufassen. Das soll jetzt nachgeholt werden!

Die Unterschiede zwischen einzelnen Personen erscheinen mir hierbei aufschlussreicher zu sein als die Gemeinsamkeiten: Warum beispielsweise reagiert jemand auf die Kritik seines Chefs wütend und ist noch nach Tagen kaum ansprechbar, während dies bei anderen eher motivierend wirkt? Wie gelingt es einigen, meist gut gelaunt durch den Tag zu gehen, während andere unter ähnlichen Lebensbedingungen fast immer trübselig bleiben? Warum schwanken die Gefühle bei einigen heftig, bei anderen jedoch nicht? Wie gelingt es einigen Menschen, negative Gefühle auszuhalten, um erwünschte (längerfristige) Ziele zu erreichen, während andere eher nach dem Lustprinzip und kurzfristiger Bedürfnisbefriedigung streben? Sie werden vielleicht denken, dass dies primär durch die Genetik vermittelt ist: Jeder Mensch ist eben anders. Das ist jedoch nur die halbe Wahrheit. Denn ein beträchtlicher Teil dieser Unterschiede wird durch die *Art und Weise* vermittelt, *wie wir unsere Gefühle regulieren*. Der Umgang mit den Gefühlen ist jedoch zu großen Teilen erlernt und kann somit modifiziert, verbessert oder gar vollkommen neu erlernt werden. Das vorliegende Buch greift diese Idee auf und vermittelt Anregungen und konkrete Hilfen zur dauerhaften Änderung des Umgangs mit Gefühlen. Dabei gehe ich von dem inzwischen gut gesicherten Wissen aus, dass die Art und Weise, wie Menschen ihre Emotionen wahrnehmen und regulieren, mit dem Ausmaß an Zufriedenheit, Glück, Gesundheit und Erfolg zusammenhängt. Auch psychische Störungen wie Burnout, Depression und Ängste lassen sich so abmildern oder gar vermeiden. Ganz konkret werden folgende Fragen beantwortet:

- Wozu braucht man Emotionen und wie lassen sich Gefühle besser erkennen bzw. beschreiben?
- Welche Zusammenhänge gibt es zwischen der Art, Emotionen zu regulieren, und körperlicher/seelischer Gesundheit? Ist es beispielsweise hilfreich, Gefühle zu unterdrücken, oder sollte man sie besser ausleben?
- Kann man Emotionen rein über den Verstand steuern, wie das beispielsweise von den Stoikern vorgeschlagen wurde? Ist das überhaupt erstrebenswert?

- Wie reguliert man Gefühle so, dass sich mehr Zufriedenheit und Glück im Leben entwickelt?
- Ist eine intelligente Gefühlsregulation Grundlage für Arbeitszufriedenheit, Leistung und Erfolg?

Es geht also darum, dass Sie *Ihre eigene Reise* mit dem Ziel antreten, sich mit Ihren und den Gefühlen anderer besser auszukennen. Das Buch hilft Ihnen dabei, zum „Gefühlsexperten" zu werden. Durch die Erstellung eines ganz persönlichen Emotionsregulationsprofils wird Ihnen zudem ermöglicht, herauszufinden, wie Sie typischerweise mit Ihren Gefühlen umgehen und wie sich das (falls nötig) verbessern lässt. Gespickt ist der Text mit Beispielen, Selbsttests und genauen Anleitungen zur Einübung hilfreicher Gefühlsregulationsstrategien (8-Wochen-Programm), die Schritt für Schritt durchgearbeitet werden können.

Das Buch ist für alle geeignet, die ihre Gefühle besser verstehen und regulieren möchten. Menschen mit Ängsten und Depressionen profitieren vor allem durch die vielen konkret dargestellten Techniken und Informationen zur Überwindung problematischer Regulationsstrategien. Alle Fallbeispiele, die ich hier darstelle, entstammen meiner eigenen klinischen Praxis. Die Namen und andere Lebensdaten wurden dabei geändert, um die Anonymität der Patienten zu wahren.

Prof. Dr. Sven Barnow
Heidelberg 16. April 2013

Danksagung

Dieses Buch wäre ohne die Mitarbeit vieler hilfreicher Personen nicht möglich gewesen. An erster Stelle sind meine wissenschaftlichen Hilfskräfte Christina Reichenbacher und Christina Löw zu nennen. Frau Reichenbacher hat intensiv an den Arbeitsblättern gearbeitet und dabei viele wissenschaftliche Befunde verständlich zusammengefasst. Außerdem hat sie den Fragebogen zur Erfassung der Emotionsregulation (H-FERST) mitentwickelt. Sie hat meine oft anspruchsvollen Wünsche gelassen und mit großer Freundlichkeit aufgenommen. Ich danke ihr herzlich dafür. Frau Löw arbeitete schon mit mir am vorherigen Buch „Therapie wirkt!" zusammen. Sie ist nicht nur die zuverlässigste Person, die ich kenne, sondern auch ausgesprochen schnell, gescheit und eine interessierte, offene Mitarbeiterin. Sie hat sich um alle formalen Aspekte gekümmert, außerdem das Buch mehrfach Korrektur gelesen und stand selbst am Sonntag zur Verfügung, wenn das erforderlich war. Ich freue mich sehr, dass sie ein Stipendium an der renommierten Columbia University (New York) erhalten hat und wünsche ihr das Beste.

Das Buch basiert auf Ideen einer von mir entwickelten Gruppentherapie „Gefühle im Griff", die wir an unserer Ambulanz erfolgreich durchführen und zwar sowohl für Patienten als auch für Personen, die etwas über ihre Gefühle und deren Regulation lernen möchten. Mein besonderer Dank gilt hierbei den Psychotherapeuten Christian Willand, Anja Dodek, Eva Reinelt, Alessandra Bähr und Saskia Lang, die nicht nur die Gruppen durchführen, sondern sie auch weiterentwickelt haben. Malte Stopsack hat unermüdlich versucht, die Testauswertung (zur Erfassung der Emotionsregulationsstrategien) so verständlich wie möglich zu gestalten, und Ines Ulrich ist immer ein hilfreicher Geist, wenn es darum geht, Daten zu erheben und auszuwerten. Die Idee für dieses Buch entstand im Rahmen eines „Journal Clubs", den ich regelmäßig mit meinen Mitarbeitern durchführe. Die kreativen Diskussionen und Vorstellungen der Artikel haben mich oft inspiriert. Es ist ein großes Privileg, ein solches Team zu leiten! Ohne den Springer Verlag und hier speziell Monika Radecki und Sigrid Janke würde dieses Buch nicht vor Ihnen liegen. Ein herzlicher Dank geht zudem an die Universität Heidelberg, die mir die intellektuelle Freiheit ermöglicht, die nötig ist, um neue Konzepte zu entwickeln und umzusetzen. Letztendlich danke ich meiner Frau, die mir so oft den Rücken frei hält und fast immer Verständnis dafür hat, dass ich das, worüber ich schreibe, auch selbst kenne und lebe.

Inhaltsverzeichnis

Emotionen verstehen

Gefühle im Griff!

© Springer-Verlag GmbH Deutschland 2018
S. Barnow, *Gefühle im Griff!*,
https://doi.org/10.1007/978-3-662-54637-6_1

1

Die *Art und Weise,* wie wir Gefühle regulieren

Wir alle kennen Situationen, in denen wir uns fragen, warum wir gerade so und nicht anders emotional reagiert haben. Manchmal ist unklar, weshalb die kritische Äußerung einer Kollegin so viel Ärger oder auch Trauer auslöst oder warum wir bestimmte Gefühle einfach nicht »fallen lassen« können. Trifft man sich mit Freunden, die gerade eine Trennung hinter sich haben, wird deutlich, wie stark Gefühle das gesamte Denken und Handeln beeinflussen können. Während einige sich gut und befreit fühlen, grübeln andere immer wieder darüber nach, was falsch gelaufen ist und was jetzt werden wird. Andere sind voller Wut auf den Expartner und reden sich bei jedem Treffen in Rage, sodass sie auch noch die letzten Freunde verprellen. Vor einigen Jahren kam Herr Stein (Name geändert), zu mir und beklagte sich darüber, dass ihm die Arbeit keinen Spaß mehr mache. Außerdem erzählte er mir, dass er sein gewohntes Arbeitspensum nicht abrufen könne, er fühle sich ohne Energie und Antrieb und müsse sich zu allem aufraffen. Eigentlich sei er der Auffassung, dass Gefühle nur »Beiwerk« (sog. Soft Skills) wären, schließlich komme es auf die Vernunft und den Leistungswillen an. Das würde er auch immer seinen Mitarbeitern predigen. Andererseits *fühlte* er aber auch, dass ihn das nicht weiterbrachte, irgendetwas stimmte nicht. Die Emotionsanalyse ergab, dass er stark dazu neigte, Gefühle zu unterdrücken, außerdem grübelte er viel. Es fiel ihm zudem schwer, Gefühle bei sich und anderen wahrzunehmen, und er war davon überzeugt, dass dies überflüssig oder sogar schädlich sei. Erst als er lernte, Gefühle als Informationen für innere Zustände zu begreifen, stellten sich Fortschritte ein. Zudem arbeiteten wir an seiner Gefühlsregulation. Speziell die Neigung, Gefühle zu unterdrücken, musste überwunden werden. Außerdem war es erforderlich, dass er gelegentliche Grübeleien rasch beendete. Zudem zeigte ich ihm einige Atemübungen, die es ihm erlaubten, sich schnell zu regenerieren und negative Gefühle zuzulassen, ohne diese zu bewerten. Diese Maßnahmen führten zu einer deutlichen Besserung seines Zustandes. Noch wichtiger war jedoch, dass er sein Leben wieder als interessant und sinnvoll empfand und das, obwohl er an seiner Lebenssituation kaum etwas geändert hatte.

Diese Beispiele verdeutlichen, dass es meist nicht die großen Lebensereignisse sind, die uns in emotionale Krisen führen und dass Menschen auf die gleiche Situation mit unterschiedlichen Gefühlen reagieren. Dies mag einerseits auf Temperamentsunterschieden und differenten Lernerfahrungen beruhen. Ich bin jedoch davon überzeugt, dass unser Gefühlsleben und damit auch die Unterschiede zwischen Personen durch die *Art und Weise, wie wir unsere Gefühle regulieren,* am stärksten beeinflusst wird. Es ist dabei gar nicht so entscheidend, ob eine bestimmte Emotion, beispielsweise Ärger, aufsteigt, sondern eher, wie lange wir in dieser Emotion verhaftet bleiben, wie intensiv sie ist und wie wir sie zum Ausdruck bringen.

Ein Beispiel: Zeigen Sie Ihre positiven Gefühle oder ist Ihnen das peinlich und Sie halten sich eher zurück? Letzteres würde möglicherweise dazu führen, dass Sie positive Gefühle wie u. a. Freude immer seltener und weniger intensiv erleben! Sicher kennen Sie Personen, die alles negativ sehen und den Blick für das Schöne verloren haben. Wir alle sind auch mit Situationen vertraut, in denen wir uns ohnmächtig und ausgeliefert fühlen. Meist sind es zwischenmenschliche Begegnungen, die diese Gefühle auslösen, denn die Meinung der anderen ist uns wichtig und es bereitet Angst oder Ärger, wenn Menschen ein schlechtes Bild von uns haben. Das »soziale Ego« geht uns über alles, deshalb ist Anerkennung auch so ein mächtiges Handlungsmotiv und wir reagieren regelmäßig mit heftigen Gefühlen, wenn sie uns nicht gewährt wird. Oft reagieren wir dann mit Wut, übler Nachrede, Trauer oder Angst. Manchmal grübeln wir darüber nach, was wir einer Person alles sagen würden, um uns zu rechtfertigen oder zu erreichen, dass sich die entsprechende Person schlecht fühlt! Andererseits: Ist es nicht so, dass uns jemand nur so stark emotionalisieren kann, wie wir es demjenigen zugestehen? Wäre es da nicht hilfreicher, sich *nicht* in die negativen Gefühle hineinfallen zu lassen und nach einer Lösung zu suchen oder sich gar in die andere Person einzufühlen (was sicher schwer ist), wie Bertolt Brecht das in seinem Gedicht sehr schön beschreibt:

» An meiner Wand hängt ein japanisches Holzwerk
  Maske eines bösen Dämons, bemalt mit Goldlack.
  Mitfühlend sehe ich
  Die geschwollenen Stirnadern, andeutend
  Wie anstrengend es ist, böse zu sein.
  (Brecht 1964, S. 7)

In diesem Buch möchte ich die Bedeutung der Gefühlsregulation für Lebenszufriedenheit darlegen und gleichzeitig eine Art Anleitung vermitteln, wie sich Gefühle so regulieren lassen, dass sich Wohlbefinden einstellt oder verstärkt. Patentrezepte gibt es dabei nicht, aber ausgehend von einem individuellen Profil der eigenen Gefühlsregulation (► Kap. 4) lassen sich hilfreiche Strategien ganz gezielt einüben und verbessern. Es geht also nicht darum, cool zu sein, Gefühle zu verbergen oder nur positive Gefühle zu erleben, sondern sich seiner Emotionen bewusst zu sein und diese gezielt zu beeinflussen. Einfache Lösungen werden Sie in diesem Buch nicht finden (bedenken Sie: Auch Ratschläge sind »Schläge«). Allerdings sollten negative Gefühle nicht ihr Leben beherrschen oder einengen, auch können zu intensive Emotionen (negative wie auch positive) zu Problemen führen. Ziel ist es hingegen, sich mit den eigenen Gefühlen konstruktiv auseinanderzusetzen und die Fähigkeit zu erlernen, sie zu intensivieren, zu reduzieren, fallen zu lassen oder aber ihre Häufigkeit zu erhöhen.

   Zu Beginn werde ich darstellen, warum allein schon die Gefühlswahrnehmung für den Umgang mit Emotionen hilfreich ist. Anschließend erläutere ich das Zusammenspiel zwischen Körper, Geist und Gefühl und die Folgen einer problematischen Gefühlsregulation, um danach zu beschreiben, was ich unter einer *intelligenten Gefühlsregulation* verstehe und wie man diese erlernen kann. Das Buch ist dabei so aufgebaut, dass es einerseits Informationen für Interessierte vermittelt und andererseits den Leser dazu einlädt, ganz gezielt die eigene Gefühlsregulation zu optimieren. Hierzu werden einige Tests, Anleitungen und

Die Bedeutung der Gefühlsregulation für Alltag, Lebenszufriedenheit und Glück

Inhalte des Buches

Übungen vermittelt, die in einem bestimmten Zeitrahmen abgearbeitet werden können. Das Buch lässt sich somit auch als »Selbsthilfeprogramm« nutzen, indem Sie das 8-Wochen-Programm »Gefühle im Griff« durcharbeiten. In diesem Fall ist es wichtig, dass Sie sich an die Vorgaben halten und die dargestellten Übungen tatsächlich regelmäßig ausführen. Sie können jedoch auch einzelne Kapitel ganz gezielt lesen und müssen nicht das gesamte Buch durcharbeiten oder das Programm absolvieren.

Was sind Emotionen und wozu braucht man sie?

© Springer-Verlag GmbH Deutschland 2018
S. Barnow, *Gefühle im Griff!*,
https://doi.org/10.1007/978-3-662-54637-6_2

Gedankenexperiment: Eine Person ohne Gefühle

Fangen wir mit einem kleinen Gedankenexperiment an: Stellen Sie sich vor, Sie hätten keinerlei Gefühle. Schließen Sie dazu die Augen für eine Minute und inszenieren Sie eine Person ohne Emotionen. Was *erleben* Sie?

Wahrscheinlich kommen Sie zu folgendem Schluss: Diese Person würde sich nicht freuen, sich aber auch nicht ärgern, sich nicht ängstigen, aber auch nicht lieben können, all das würde aus ihrem Leben verschwinden. Wie *fühlt* sich dies an?

Gefühle sind lebenswichtig!

Dieses Experiment macht hoffentlich deutlich: ohne Gefühle auch kein Antrieb, keine Motivation, keine Lebensziele, keine Nähe, kein Austausch mit anderen, kein Hinweis auf Gefahr, keine Kunst, keine Kreativität, keine Liebe, keine Lust usw. Gefühle sind also lebenswichtig und Grundlage dafür, überhaupt irgendetwas zu tun! Nicht die Gefühle sind also problematisch, sondern eher *ein zu viel oder zu wenig davon* oder aber, wenn Gefühle ständig wechseln, Sie überschwemmen und Ihnen damit jede Gelegenheit nehmen, sie zu kontrollieren. Doch setzen wir uns zunächst einmal mit verschiedenen Gefühlsbegriffen auseinander: Was versteht man unter Emotionen, Gefühlen und Stimmungen? Worin bestehen die Unterschiede?

2.1   Emotionen und Gefühle: der Versuch einer Begriffsklärung

Definition: Emotionen

Unter *Emotionen* versteht man *meist schnell einschießende* Gefühlszustände wie beispielsweise Angst und Ärger, aber auch Ekel, Trauer, Überraschung oder Freude. Sie können sich stark oder schwach anfühlen, kurz oder etwas länger andauern und haben immer eine positive bzw. negative Ausrichtung. Beispielsweise ärgern wir uns über die verpasste Bahn, freuen uns über einen beruflichen Erfolg oder sind überrascht, wenn sich ein alter Bekannter plötzlich wieder meldet. Wenn wir Emotionen erleben, dann drücken wir dies mit unserem Gesichtsausdruck, unserer Haltung oder Gestik aus. Damit vermitteln wir anderen Personen Informationen über unsere aktuellen Gefühle. Es gibt auch »Weltmeister« im Unterdrücken des Emotionsausdrucks. Diesen Personen sieht man sehr selten an, was und wie sie sich gerade fühlen. Dies kann jedoch zur Folge haben, dass längerfristig verschiedene negative körperliche Symptome entstehen, denn Gefühlsunterdrückung führt niemals dazu, dass die entsprechende Emotion auch tatsächlich verschwindet (siehe genauer ▶ Kap. 12 zur Strategie: Unterdrückung von Gefühlen). Außerdem können andere Menschen nicht »entschlüsseln«, wie es Ihnen geht, wenn Sie Gefühle nicht zeigen, womit sie womöglich auch Ihr Gegenüber in eine schwierige Lage versetzen. Laut Paul Ekman, existieren sechs Basisemotionen. Diese umfassen: Trauer, Wut/Ärger, Angst, Ekel, Schuld und Freude (Lust). Diese Emotionen weisen typische muskuläre Reaktionsmuster auf, die sich kulturell kaum voneinander unterscheiden (so ist beispielsweise bei Ärger der Korrugator (Musculus corrugator supercilii) oder einfach Stirnrunzler aktiv und Ihre Nase leicht gerümpft, die Lippen schmal usw.). Typische Beispiele für eher einfach zu identifizierende Emotionen sind: Die Verkäuferin ist sehr unfreundlich und Sie ärgern sich darüber; jemand fährt äußerst rücksichtslos und schneidet Sie gefährlich, dies löst Wut aus; Sie werden gelobt und freuen sich, Sie wachen nach einem Alptraum auf und spüren noch den Schreck bzw. die Angst.

Gefühle hingegen sind komplexer und enthalten schon mehr kognitive (geistige) Verarbeitungsprozesse wie unter anderem die Analyse der Situation und bewusste Bewertungen. Sie dauern länger an und sind meist nicht so intensiv. Der Auslöser kann zurückliegen und ist nicht immer unmittelbar nachvollziehbar. Ein Beispiel soll dies illustrieren: Herr Grefe (Name geändert) beschreibt mir, dass er sich seit einiger Zeit angespannt fühle. Auf mein Nachfragen berichtet er von Druck in der Brust, Schlafproblemen und muskulären Verspannungen im Nacken. Er wisse nicht, was das bedeute, was er da fühle sei ihm unklar. Als ich weiter nachfrage, berichtet er davon, die Türen abends neuerdings immer abzuschließen, die Rollos herunterzuziehen und speziell wenn er allein sei, wäre er sehr unruhig. Dies wäre früher nie so gewesen. Wir analysierten sein Verhalten (Rückzug, Kontrolle, Sicherheitsverhalten), die körperlichen Symptome (Herzklopfen, Anspannung, Verspannungen im Nackenbereich) und Gedanken (»es könnte etwas passieren«) und es wurde deutlich, dass der Patient *Angst* empfand, sich vor etwas fürchtete. In weiteren Gesprächen konnten wir dann gemeinsam herausfinden, dass ihn ein Dienstaufenthalt für drei Monate in Brasilien, der im nächsten Jahr bevorstand, und die damit verbundene Trennung von der Familie ängstigte. Dies war ihm vorher nicht bewusst gewesen (denn der Stellenwert von Leistung in seinem Leben ließ solche Zweifel nicht zu). Sein Körper und sein Verhalten machten jedoch deutlich, dass etwas nicht stimmte. Das Gefühl löste zwar schon Verhaltensweisen aus, die typisch für Angst sind (Rückzug, Anspannungsgefühl usw.), aber der Handlungsdruck war noch nicht so stark und das Bewusstsein für das Problem noch nicht vorhanden, um etwas zu ändern. Das Gefühl war auch eher diffus und nicht heftig ausgeprägt. Herr Grefe musste erst einmal lernen, seine Gefühle ernst zu nehmen, sie zu beschreiben und zu verstehen. Bisher hatte er einfach immer weitergemacht, ohne sich zu fragen, ob das, was er tut, auch seinem Naturell entspricht und ihm Freude bereitet. Die vielen Reisen und Ortswechsel, die seine Arbeit mit sich brachten, quälten ihn zunehmend, genauso wie die Tatsache, manchmal andere »über den Tisch ziehen zu müssen«. Denn Herr Grefe ist ein gewissenhafter, bodenständiger und freundlicher Mensch. Der beschriebene Zustand und seine körperlichen Symptome spiegelten also nicht nur die Angst vor der Dienstreise, sondern auch eine dauerhafte Stresssituation wider, in der er sich dadurch befand, dass er gegen seine eigentlichen Bedürfnisse nach Beständigkeit und Harmonie handelte.

Stimmungen wirken eher langfristig, die Auslöser sind oft unklar, die Intensität nicht so hoch wie bei Emotionen oder Gefühlen. Eine negative Stimmung kann aber trotzdem sehr belastend sein. Stimmungen beeinflussen das Denken und Handeln nämlich maßgeblich. Sind

Definition: Gefühle

Definition: Stimmung

Sie morgens beispielsweise noch sehr müde und gereizt, werden Sie überall Probleme oder Schwierigkeiten sehen. Ihre Wahrnehmungsschwelle für negative Informationen ist verringert, während Sie positive Aspekte erschwert realisieren. Die allgemeine Stimmung ist auch am ehesten genetisch bedingt und hängt stark vom Temperament eines Menschen ab. Eine Person mit einem eher ängstlichen, vermeidenden Temperament wird häufiger eine ängstlich getönte Stimmung aufweisen als ein stark extravertierter, optimistischer Mensch. Allerdings ist dieser Zusammenhang nicht zwingend, denn genetische Aspekte beeinflussen zwar Temperamentsmerkmale maßgeblich, sie erklären aber selten mehr als 50 % eines Verhaltens oder emotionalen Stils. Die anderen 50 % sind durch die Umwelt und Ihr aktuelles Verhalten bedingt. Nehmen wir also einmal an, Sie haben ein eher impulsives Temperament vererbt bekommen. Dann werden Sie für positive Reize, die unmittelbar *Lust* versprechen, empfänglicher sein als weniger impulsive Menschen, andererseits aber auch schneller und häufiger negative Emotionen wie Ärger oder Angst verspüren. Dies bedeutet nun aber nicht, dass Sie dies nicht beeinflussen könnten. Sie können lernen, diese emotionalen Tendenzen zu beherrschen und so für sich zu nutzen, dass Sie eine hohe Zufriedenheit entwickeln. Dies erreichen Sie, indem Sie erstens Ihre Umwelt so gestalten, dass Sie Ihnen viel Struktur und Halt gibt und wenig zwischenmenschliche Probleme aufweist, und Sie zweitens die *Art und Weise, wie Sie Gefühle regulieren,* ändern (beispielsweise indem Sie lernen, unmittelbare emotionale Impulse zu hemmen). Andererseits können Sie auch die positiven Aspekte Ihrer Impulsivität fördern: Sie sind wahrscheinlich schnell begeisterungsfähig, kreativ und spontan. Gefühlsregulation umfasst also beide Aspekte, die Abschwächung ungewollter emotionaler Tendenzen und die Steigerung oder Förderung von emotionalen Stärken.

Während Emotionen also rasch einschießen und eine hohe Intensität haben (wie z. B. eine kurze, aber heftige Ärgerreaktion), zeichnen sich Stimmungen und Gefühle dadurch aus, dass sie weniger intensiv sind, dafür aber länger andauern. Deshalb ist ein heftiger Streit auch schnell vergessen! Während bei Emotionen der Auslöser meist offensichtlich ist, lassen sich bei Stimmungen oder Gefühlen die Auslöser nicht immer eindeutig identifizieren. Manchmal ist es nicht ersichtlich, warum die Stimmung schlecht oder ängstlich eingefärbt ist. Jeder kennt das, man wacht auf und der Tag scheint »gelaufen zu sein«, die Stimmung ist miserabel. Lag es am Schlaf? Wurden am Tag vorher Probleme unterdrückt und diese beeinflussen nun die Stimmung am nächsten Tag? Oder handelt es sich einfach um ganz normale Schwankungen und es wäre am besten, diese einfach zu akzeptieren?

Lassen Sie sich nicht von Ihren Gefühlen beherrschen

Würden Sie jetzt beginnen, bzgl. der Ursachen Ihrer Stimmung zu Grübeln, wäre das möglicherweise problematisch, denn Grübeln führt nie zu einer Lösung oder zu einem besseren Verständnis, sondern verstärkt negative Stimmungslagen (► Kap. 11). Aus Sicht eines Emotionspsychologen wäre es nicht so wichtig, unmittelbar die Ursachen zu verstehen, stattdessen wäre die Empfehlung, das aktuelle Gefühl erst einmal wahrzunehmen und zu verstehen, *was* Sie fühlen. Sind Sie traurig, gehetzt, ärgerlich, verzweifelt oder einfach nur angeregt? Erst wenn Sie verstanden haben, was genau Sie fühlen, können Sie etwas dagegen unternehmen. Sie verstehen dann auch, warum Sie gerade Grübeln (vielleicht fühlen Sie sich verletzt und wollen nun nachträglich Ihr Selbstwertgefühl verbessern). Stattdessen könnten Sie Ihre schlechte Stimmung akzeptieren (»Schwankungen gehören zum Leben mit dazu«) oder aber bei hoher Intensität und Dauer überwiegend negativer Emotionen die Gefühle so regulieren, dass sie sich aufhellen oder zumindest an Intensität abnehmen (wie man das genau macht, beschreibe ich später). Ziel ist, sich von den eigenen Affekten nicht beherrschen zu lassen, weil diese den Geist verwirren können, zu einer einseitigen Wahrnehmung führen (»Die Welt ist gefährlich« oder »Ich schaffe es nicht«) und dann Ihr Handeln bestimmen (Rückzug, psychosomatische Beschwerden, Aggression, Überforderung).

Ich werde folgend jedoch nicht zwischen Emotion, Gefühl und Stimmung unterscheiden, sondern meist von Gefühlen sprechen, dieser Begriff beinhaltet dann sowohl Emotionen als auch Stimmungszustände, denn die hier vorgestellten Regulationsstrategien wirken sich jeweils auf beides aus und können sowohl zur Emotionskontrolle, als auch zur Beeinflussung von Stimmungen/Gefühlen verwendet werden. Allerdings sollten Sie die Unterschiede kennen.

Emotionen = Gefühle

> **Merke**
> Zusammenfassend lässt sich also festhalten, dass wir ohne Emotionen nicht überleben würden! Gefühle liefern uns die nötige Energie und Motivation, um überhaupt zu handeln. Ziel sollte es also nicht sein, möglichst *nichts* zu fühlen, sondern im Gegenteil: *Viel zu fühlen!* Man kann vor Gefühlen auch nicht davonlaufen oder diese einfach »weg entspannen". Zumal eine Vielzahl von Studienbefunden zeigt, dass negativer Stress oft durch zwischenmenschliche Probleme und die dadurch ausgelösten negativen Emotionen entsteht. Zwischenmenschliche Probleme zählen jedoch zu den abhängigen Stressoren. Das bedeutet, wir beeinflussen und verursachen den Stress zum Teil dadurch, dass wir uns auf eine bestimmte Art und Weise verhaltenbestimmte Art und Weise verhalte. Abhängige Stressoren wie zwischenmenschliche Konflikte wirken sich negativer auf Ihre Stimmung und Gefühle aus und verursachen häufiger Depressionen als andere Stressoren, die weniger abhängig von Ihrem eigenen Verhalten sind. Deshalb geht es in diesem Buch auch primär darum, wie Sie mit Ihren Gefühlen so umgehen können, dass Sie sich zufrieden *fühlen.*

Gefühle sind wichtig!

Die Bedeutung der Gedanken – Von Schopenhauer zur modernen Psychologie

© Springer-Verlag GmbH Deutschland 2018
S. Barnow, *Gefühle im Griff!*,
https://doi.org/10.1007/978-3-662-54637-6_3

Wir wissen gar nicht wie stark unsere Gedanken sind […] Sie sind eine gewaltige Energie … (Mariss Jansons, Dirigent, 2013)

Arthur Schopenhauer, ein Philosoph und Wegbereiter der Philosophie von Friedrich Nietzsche, aber durchaus auch der Ideen der Psychoanalyse wie sie Sigmund Freud später formuliert hat, ging davon aus, dass die gegenwärtige Stimmung viel stärker durch die Antizipation des Kommenden beeinflusst wird als durch die Gegenwart. Leben wird als ein Zustand zwischen Schmerz und Langeweile verstanden, wobei jeder Mensch durch unterschiedliche Strategien versucht Schmerz zu vermeiden und der Langenweile zu entfliehen. Bedürfnisse und Gefühle spielen hierbei eine bedeutsame Rolle. Die Erfüllung eines Bedürfnisses ist deshalb ein negatives Ereignis, da dadurch das Bedürfnis wegfällt und damit wieder Schmerz (Unlust, also ein negatives Gefühl) Einzug hält (Schopenhauer 1998).

Schopenhauer ging davon aus, dass jeder Mensch versucht, seine Stimmung mehr oder weniger konstant zu halten. Selbst Menschen nach einem großen Unglück oder Glücksereignis zeigen nach gewisser Zeit wieder eine ähnliche Stimmungslage wie zuvor. Dies wurde durch eine Vielzahl psychologischer Studien bestätigt. So ist der »Glückspegel« einige Zeit nach einem Lottogewinn beispielsweise vergleichbar mit demjenigen einer Person, die solch einen Glücksfall nicht erlebt hatte. Personen, die nach einem Unfall querschnittsgelähmt waren, gaben zwar einen geringeren Glückswert an als Personen, denen nichts geschehen war, sie wiesen aber dennoch ein höheres Glücksniveau auf, als aufgrund eines solchen Unfalls zu erwarten gewesen wäre (◘ Abb. 3.1).

Ein relativ konstantes Glücksniveau

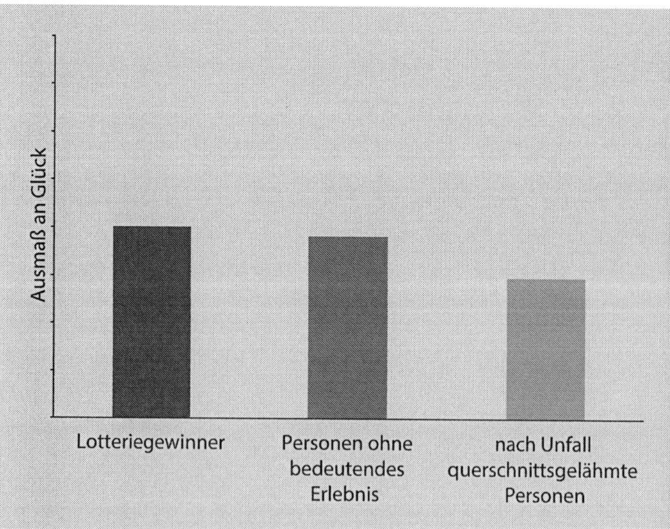

◘ **Abb. 3.1**   Ausmaß an Glücksempfinden von Personen, die einen hohen Lotteriegewinn erzielten, von Personen, die kein bedeutendes Ereignis erlebten, und von solchen, die nach einem Unfall querschnittsgelähmt waren, einige Monate nach dem Ereignis (adaptiert nach Brickman, Coates u. Janoff-Bulman 1978, mit freundlicher Genehmigung der APA).

Es existieren natürlich Ausnahmen, nämlich dann, wenn jemand ein Ereignis erlebt, das so unerträglich ist, dass es unweigerlich Denken, Fühlen und Handeln dauerhaft verändert (beispielsweise den Tod eines Kindes). In diesem Falle braucht es oft Jahre, bis der ursprüngliche Zustand an Lebenszufriedenheit wieder erreicht wird.

> **Merke**
> Jedes Glücksempfinden basiert also gemäß Schopenhauer auf einem *vorhergehenden* Mangel oder Leiden und der *Erfüllung* der daraus resultierenden Bedürfnisse. Danach entsteht rasch das nächste Bedürfnis (ein Mangel) und damit Leiden (Unlust). Schopenhauer hat damit wichtige Aspekte des Zusammenspiels von Gedanken und Gefühlen vorweggenommen (denn jedes Bedürfnis basiert schließlich auf einem Gedanken wie z. B. »Ich benötige dieses oder jenes, um glücklich zu sein«). Außerdem hat er bereits verdeutlicht, dass *Glück nicht dadurch zu erlangen ist, dass man ein Bedürfnis erfüllt.*

Es muss also einen anderen Weg geben, um innere Zufriedenheit zu erreichen. Ich möchte Sie mit diesem Buch davon überzeugen, dass eine erfolgreiche Gefühlsregulation eine Alternative zur kurzfristigen Bedürfnisbefriedigung darstellt und Ihr Wohlbefinden auch längerfristig wirksam steigern kann. Sie benötigen jedoch etwas Ausdauer und Akzeptanz für gelegentliche Rückfälle in »alte« Verhalten sweisen, die es immer wieder einmal geben wird. Beginnen wir damit, das Zusammenwirken von Gedanken, Gefühlen und körperlichen Reaktionen genauer zu verstehen.

Vor allem die traditionellen asiatischen Lehren gehen davon aus, dass sich Zufriedenheit und Wohlbefinden nur über die Änderung des Inneren (also speziell der Art und Weise des Denkens) erreichen lassen. Anhaftung an Dinge und Personen, sowie ein *Denken*, das auf Erlangen von Ruhm, Reichtum und kurzfristige Bedürfnisbefriedigung ausgerichtet ist, trage nur dazu bei, dass der Mensch unglücklich sei und sich zunehmend leer fühle. Die moderne Psychologie hat vieles davon bestätigt: Ruhm, Ehre, Reichtum und Macht führen nicht dazu, dass wir uns glücklich fühlen, sondern gehen oft mit Ängsten einher und isolieren uns von anderen. Materialistisch eingestellte Menschen sind unglücklicher als sozial engagierte Personen (Ben-Shahar 2007). Ruhm und Ehre sind vergänglich und der Wegfall lässt viele in ein tiefes Loch fallen, wie man in den Medien immer wieder nachverfolgen kann.

Die ihr Glück im Materialismus Suchenden finden selten die Zufriedenheit, die sie sich wünschen, zumal wenn sie danach streben, möglichst viel zu konsumieren. Einer amerikanischen, groß angelegten Studie zur Folge steigt das subjektive Glücksempfinden ab einem Einkommen von 70.000 Dollar-nicht weiter an (Seligman 2002). Auch Perfektionisten und Maximierer haben es schwer, denn es gelingt ihnen

Irrationale Vorstellungen und Grundüberzeugungen

selten, positive Emotionen aufrechtzuerhalten und zu genießen, da das nächste Ziel (und die Idee, es noch besser machen zu müssen) sie stets antreibt. Shakespeare beschreibt es so: »There is nothing either good or bad, but thinking makes it so« (»Es gibt nichts rein Gutes oder Schlechtes, aber unser Denken macht es zu dem«; Shakespeare u. Pfister 2008, 2. Szene, 2. Akt).

Auch in der heutigen Psychologie spielen bestimmte Gedanken und Glaubenssätze eine bedeutsame Rolle für das Verständnis emotionaler Prozesse. Im Gegensatz zu Schopenhauer geht die moderne Psychologie jedoch davon aus, dass *irrationale Vorstellungen* und Ideen zu Enttäuschungen und psychischen Störungen führen können, nicht so sehr Bedürfnisse per se. Ein Beispiel: Die Einstellung »Alle Menschen müssen mich mögen und demzufolge freundlich zu mir sein« führt zu dem Bedürfnis maximaler Anerkennung durch andere. Dieses muss jedoch zwangsläufig enttäuscht werden, da die dahinter liegende Idee irrational ist (niemand wird von allen gemocht und falls doch, wäre dies auch wieder merkwürdig). Auch im Zusammenhang mit der Entstehung und Aufrechterhaltung von psychischen Störungen werden Gedanken als bedeutsam angesehen. So weisen depressive Menschen häufiger wenig nützliche grundlegende Gedanken und Glaubenssätze auf, wie beispielsweise »Ich muss immer perfekt sein«, »Das Leben hat mir nichts zu bieten«, »Ich bin unzulänglich, andere mögen mich nicht« usw. Auch die *Art* zu denken ist oft verändert. Depressive Menschen neigen dazu, Dinge zu verallgemeinern (»Es wird *immer* schlecht sein«) oder sie weisen einen sogenannten *negativen Gedankenfehler* auf: »Die Welt und die Zukunft sind schlecht und nicht lebenswert«. Menschen mit Ängsten katastrophisieren oft, sie befürchten, dass etwas »Schlimmes« passieren wird und die Gedanken kreisen meist um die Zukunft und sind selten im Hier und Jetzt. Allerdings ist es fraglich, ob Gedanken tatsächlich Gefühle auslösen oder aber Gefühle zum Abruf bestimmter Gedanken führen. Sicher ist jedoch: Gedanken sind mit Gefühlen assoziiert und beide stehen in einem ständigen Wechselspiel miteinander: Gefühle beeinflussen Gedanken und umgekehrt.

Emotionales Hirn versus Neokortex: Lassen sich Emotionen über Gedanken regulieren?

Es wäre also falsch anzunehmen, dass sich Gefühle ausschließlich über die Änderung von Gedanken oder Einstellungen, also rein über die Vernunft, regulieren lassen. Inwieweit Gedanken Gefühle ändern können, ist unter anderem abhängig von der Intensität einer Emotion. Zum Beispiel lässt sich eine milde depressive Stimmungslage über eine Neubewertung der Situation zum Positiven hin beeinflussen. Bei schweren Depressionen gelingt dies hingegen nicht. Grob gesagt gilt folgende Regel: Je höher die Intensität der emotionalen Reaktion, desto schlechter lässt sich diese durch den reinen Verstand herunterregulieren. Das wäre auch fatal, denn in lebensbedrohlichen Situationen muss man schnell reagieren, jede Störung durch zu viel Nachdenken könnte da gefährlich werden. Deshalb sind körperbezogene Strategien manchmal hilfreicher als die Regulation des Gefühls über den Verstand. Beispielsweise führt eine verlangsamte und tiefe Atmung auch zur Beruhigung der emotionalen Zentren im Gehirn. Die bewusste Entspannung der Muskulatur oder körperliche Tätigkeiten bewirken einen Abbau von Stresshormonen und damit auch das Abflauen der Aktivität in den für die Stressregulation verantwortlichen Hirnrealen (u. a. Hypothalamus, Nebennierenrinde, Amygdala). Aus diesem Grund werde ich folgend immer wieder auf die Bedeutung von Emotionsregulationsstrategien hinweisen, die dazu beitragen, die Körperphysiologie direkt zu beeinflussen (u. a. Atemtechniken). Folgend möchte ich jedoch erst einmal auf das Zusammenspiel zwischen Gedanken und Emotionen etwas näher eingehen.

Machen wir ein kleines Gedankenexperiment, um dies zu erfahren:
Schließen Sie die Augen, führen Sie sich einen Tag vor Augen, der nicht gut gelaufen ist, an dem Sie überwiegend angespannt waren oder sich *schlecht fühlten*. Wie funktionierte an diesem Tag Ihr Denken? Haben Sie überwiegend negative Gedanken gedacht und diese immer wieder wiederholt? Hat sich dadurch Ihr Gefühl weiter verschlechtert und Sie wurden wütender und trauriger oder trat eine Verbesserung ein? Welche Situation hat das Gefühl ausgelöst? Versuchen Sie zu verstehen: Was löste die negativen Gefühle aus? Was dachten Sie genau? Wie wirkte sich dies auf die Wahrnehmung Ihrer Umwelt, speziell auf die Wahrnehmung anderer Menschen aus? Das folgende Beispiel macht deutlich, wie aus einer positiven eine negative Stimmung wird, ganz in Abhängigkeit von den Gedanken und Wahrnehmungen.

> » »Eines Morgens betrachtete ich einen Baum mit ein paar roten Blüten und einem Dutzend Spatzen. Was ich erblickte, ließ mich im Innersten frohlocken und eine unermessliche Reinheit der Phänomene empfinden. Kurz darauf habe ich meinem Geist eine düstere Stimmung aufgedrängt und alle möglichen negativen Emotionen in mir heraufbeschworen. Plötzlich erschienen mir Blüten halb welk, der Baum nichtssagend und uninteressant, und das Zwitschern der Spatzen begann, mir auf die Nerven zu gehen. Da habe ich mich gefragt, welche Sicht der Dinge denn nun die richtige sei …« (Ricard 2007, S. 305)

Dieses kleine Gedankenexperiment soll Ihnen verdeutlichen, wie stark Ihre Gedanken die Stimmung und Wahrnehmung beeinflussen, wie sehr vor allem Negatives immer wieder (fast schon automatisch und sich selbst verstärkend) an die Oberfläche drängt und sich Ihr Gefühl immer stärker in Richtung Ärger, Wut, Scham oder Angst entwickelt – eine typische Situation, die wir alle kennen und die sich durch ganz einfache Techniken vermeiden lässt (dazu später mehr). Für den Moment reicht es, wenn Sie sich verdeutlichen wie der Teufelskreis funktioniert: Gedanken wirken auf Gefühle ein und umgekehrt! Je *stärker Gedanken mit Emotionen aufgeladen* sind, desto stärker neigen Sie dazu, unsere Aufmerksamkeit zu beherrschen und immer wieder an die Oberfläche zu gelangen. Dieser Kreislauf verstärkt sich selbst. Es ist deshalb wichtig,

Ein Gedankenexperiment: Auswirkungen Ihrer Gedanken auf Gefühle

Gedanken beeinflussen Gefühle und umgekehrt

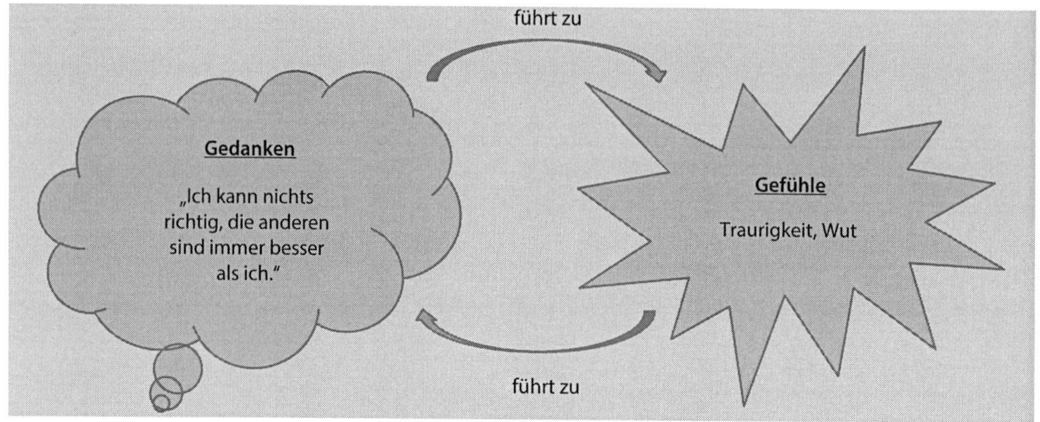

Abb. 3.2   Zusammenspiel zwischen Gedanken und Gefühlen am Beispiel negativer Inhalte

Wenig flexible Überzeugungen sind problematisch

ihn erst einmal zu erkennen, um dann darauf einzuwirken. In Abb. 3.2 ist dieses Zusammenspiel noch einmal dargestellt.

Entscheidend ist auch, wie sehr jemand davon überzeugt ist, dass die eigenen Überzeugungen und Einstellungen wahr und generell richtig sind. Denn je weniger flexibel diese Einstellungen sind, desto stärker sind die emotionalen Konsequenzen. Wenn Herr Müller beispielsweise davon überzeugt ist, dass er *erfolgreich sein muss, um glücklich zu sein oder anerkannt zu werden,* dann wird er, wenn sich ihm jemand in den Weg stellt, gegenüber dieser Person Wut und Zorn verspüren. Wenn jemand der festen Überzeugung ist, dass er nur dann glücklich sein kann, wenn er *erfolgreicher und wohlhabender* als sein Nachbar oder vergleichbare Bekannte ist, wird er in einen Konkurrenzkampf zu diesen treten und unglücklich sein, wenn diese erfolgreicher oder wohlhabender sind. Wenn jemand die Einstellung hat, dass *alle Menschen ihn lieben müssen,* aber immer wieder die Erfahrung machen muss, dass dem nicht so ist, dann wird er sich verletzt und ungeliebt fühlen und sich zurückziehen oder permanent nach Anerkennung streben. Die Überzeugung, nur dann glücklich sein zu können, wenn man körperlich gesund und unversehrt ist, wird – wenn plötzlich eine schwere Krankheit ausbricht – zu Verzweiflung führen. Die betroffene Person wird mit sich hadern, anstatt sich zu fragen, was jetzt noch möglich ist. Ich habe das oft bei meinen Patienten erlebt, dass solche rigiden (starren) Grundüberzeugungen ihnen das Leben erschweren. Eine junge Patientin von mir war beispielsweise fest davon überzeugt, *generell nicht liebenswert zu sein* und von anderen nicht wirklich gemocht zu werden. Dabei war sie attraktiv, lernte Männer kennen und hatte ein gutes soziales Netzwerk. Doch sie suchte Intimität, jemanden, der nur für sie da ist. So etwas braucht jedoch seine Zeit. Erfolge in der Therapie stellten sich erst ein, als sie verstand, dass ihre Überzeugung von sich (»Ich bin nicht liebenswert«) nicht bedeutet, dass a) diese auch zutrifft, b) andere ebenso denken und c) dies nicht änderbar ist. Aber auch dies war nur ein erster Schritt. Langfristig musste sie lernen, diese Grundüberzeugungen zu verändern und die daraus resultierenden Gefühle besser zu regulieren. Vor allem das Gefühl der Leere und des Abgespaltenseins von anderen, das immer einsetzte, wenn sie eine Zurückweisung befürchtete. Erst der Gedanke »Ich komme auch allein mit mir zurecht«, verbunden mit dem Gefühl des Selbstbewusstseins und der Sicherheit wird ihr die nötige Gelassenheit geben, den richtigen Partner zu finden.

Gedanken, Überzeugungen und Emotionen wirken also stets aufeinander ein und lassen sich selten klar voneinander abgrenzen. Gefühle beinhalten Gedanken und Gedanken können Gefühle auslösen. Gefühle und Gedanken sind außerdem mit Verhalten und körperlichen Reaktionen verbunden, wie ich weiter oben bereits beschrieben habe. Kein Angstgefühl ohne den Gedanken, die Kontrolle zu verlieren, verbunden mit körperlichen Reaktionen wie u.a. Herzrasen oder Übelkeit und der Verhaltenstendenz, vermeiden oder angreifen zu wollen. Ein Beispiel: Die meisten Menschen haben Angst davor, eine öffentliche Rede zu halten. Wir alle erleben in solchen Situationen einen Anstieg der Herzrate, des Blutdrucks, eventuell Schwitzen, Magenschmerzen, Durchfall usw., unsere Gedanken sind hellwach, manchmal scheinen sie zu rasen und bei einigen entsteht ein Gefühl des Kontrollverlustes, am liebsten möchte man fliehen oder sofort loslegen. Nur manche werden davon jedoch so gelähmt, dass sie nicht mehr in der Lage sind, sich zu äußern. Angst erkennt man also dadurch, dass sich die genannten körperlichen Symptome zeigen, die Gedanken rasen und Befürchtungen, Kontrollverlust oder gar Horrorszenarien beinhalten. Diese Angst lässt sich überwinden, wenn die dahinter liegenden angsterzeugenden Einstellungen (u. a. »Ich darf keine Schwäche zeigen«, »Von diesem Vortrag hängt mein Leben, Wohlbefinden, Selbstwert ab«) korrigiert werden (▶ Kap. 13). Außerdem muss die Person Fertigkeiten erlernen, die es ihr erlauben, Gefühle erfolgreich zu regulieren, indem beispielsweise Ängste herunterreguliert bzw. positive Gefühle (z. B. Neugierde auf die Reaktion; Freude, etwas vermitteln zu können) verstärkt werden. Dazu muss die Emotion aber erst einmal erkannt und beschrieben werden. Letztendlich kann auch über Körpertechniken (u. a. Verlangsamung der Atmung) die Stressreaktion abgemildert werden.

Gefühle, Gedanken, körperliche Reaktionen und Verhalten gehen miteinander einher

Zusammenfassung: Gefühle und Gedanken

> **Merke**
> Gedanken und Überzeugungen können also Gefühle und die damit verbundenen körperlichen Reaktionen derart beeinflussen, dass sie solche verstärkt hervorrufen oder abschwächen. Das gilt sowohl für positive als auch für negative Gefühle. Inflexible, unangepasste, starre Überzeugungen und Einstellungen produzieren häufiger negative Emotionen, die dann wieder reguliert werden müssen. Ein guter Ansatz scheint also zu sein, Situationen und Reaktionen *neu zu bewerten*, und zwar so, dass negative Gefühle reduziert bzw. positive Emotionen verstärkt werden. Dinge neu zu bewerten ist in der Tat eine wirksame

> Emotionsregulationsstrategie (► Kap. 13). Andererseits beeinflusst auch unsere Stimmung, *was* wir denken. Schlechte Stimmung geht meist mit negativen Gedanken einher, gute Stimmung führt automatisch häufiger zu positiven Gedanken. Sowohl das eine als auch das andere ist also nicht »wahr« an sich, sondern abhängig von unserer ganz privaten Wahrnehmung, unserem Denken und Fühlen.

Wie lassen sich Gefühle und Gedanken nun beeinflussen bzw. regulieren? Bevor wir uns mit ganz konkreten Strategien zur Gefühlsregulation beschäftigen, möchte ich zunächst erklären, was man unter Gefühlsregulation versteht und aufzeigen, wie wichtig eine gelungene Regulation von Emotionen für psychisches und körperliches Wohlbefinden ist.

Gefühle regulieren

© Springer-Verlag GmbH Deutschland 2018
S. Barnow, *Gefühle im Griff!*,
https://doi.org/10.1007/978-3-662-54637-6_4

> Wenn unsere Emotionen ein Duett sind, gespielt von uns selbst und unserer Umgebung, dann erhält uns unsere Fähigkeit, Emotionen zu regulieren die Harmonie mit der Außenwelt. (Wager et al. 2008)

Definition: Emotionsregulation und Emotionsregulationsstrategien

Unter Emotionsregulation versteht man die *Art und Weise, in der man die eigenen Emotionen beeinflusst.* Dabei können bereits bestehende Gefühle sowohl verändert, verstärkt, unterdrückt als auch aufrechterhalten werden. Durch die Regulation von Emotionen wie unter anderem Trauer, Ekel, Angst, Ärger, Freude und Überraschung lassen sich Handlungen, die auf diese Emotionen folgen, beeinflussen und in eine bestimmte Richtung steuern. Zur Gefühlsregulation können verschiedene Strategien eingesetzt werden (► Teil II). Manche davon sind eher nützlich, andere dagegen eher problematisch, da sie negative Emotionen längerfristig verstärken bzw. positive Gefühle abschwächen. Der Umgang mit den eigenen Emotionen und die Anwendung nützlicher Strategien kann jedoch erlernt werden. Das Ziel dieses Buches ist genau dieses: *Das Erlernen einer intelligenten Emotionsregulation!*

Verschiedene Strategien der Gefühlsregulation

In manchen Situationen erleben wir Gefühle zu stark und intensiv oder die daraus folgenden Handlungen sind nicht mehr angemessen. Beispielsweise ist es normal Angst zu erleben, wenn man um seinen Arbeitsplatz fürchtet und zu einem Gespräch mit seinem Chef gebeten wird. Diese Angst kann jedoch so stark sein, dass man sich wie gelähmt fühlt und meint, dem Gespräch nicht gewachsen zu sein. Dies könnte dazu führen, dass die betroffene Person diese Situation vermeidet (sich beispielsweise krankschreiben lässt), was längerfristig das Problem noch verstärkt. Eine geeignetere Strategie wäre in diesem Falle, die Situation neu zu bewerten, indem man sich fragt, welche anderen Gründe es geben könnte, dass der Chef ein Gespräch sucht. Oder wie Amy Cuddy (Carney, Cuddy u. Yap 2010) vorschlagen würde, eine selbstbewusste Körperhaltung während des Gesprächs einzunehmen, um Selbstsicherheit zu gewinnen. Denn eine aufrechte Haltung (Schultern nach hinten, Brust raus, Kopf gerade, Blick auf den Interaktionspartner gerichtet) reduziert den Spiegel des Stresshormons Kortisol um bis zu 40 %, wenn man diese Haltung für mindestens zwei Minuten beibehält.

Bei meiner Arbeit mit depressiven Menschen erlebe ich häufig, dass diese ihre Gefühle unterdrücken bzw. stundenlang darüber nachgrübeln, warum es ihnen so schlecht geht. Wir nennen das Rückwärtsgrübeln, da es um bereits vergangene Erlebnisse geht. Meist ist dabei auch die Körperhaltung zusammengesackt, der Selbstwert ist entsprechend: kaum vorhanden. Grübeln und eine geringe Körperspannung verstärken depressive Gefühle enorm (► Kap. 11 und ► Kap. 12). Menschen mit vielen Ängsten neigen fast immer dazu, ihre Angst zu verstärken, indem sie entweder Katastrophisieren (also die jeweils schlimmste Konsequenz annehmen) oder aber jegliche potenziell Angst auslösende Situation vermeiden (► Kap. 16), bzw. sich schonen und dabei den Körper extrem anspannen (beispielsweise die Schultern hochziehen). Andere Menschen neigen dazu, ihren Ärger gleich »herauszulassen«. Dies hat keinesfalls immer eine entlastende Funktion (wie viele vermuten), sondern verstärkt sogar längerfristig das Ärgererleben.

In Anlehnung an Kahneman (2012) gibt es grob gesagt zwei *Stile der Gefühlsregulation*. Auf der einen Seite neigen bestimmte Menschen dazu, Probleme und Konflikte in emotional aufgeladenen Situationen »aus dem Bauch heraus« zu regulieren, sie vertrauen auf ihre Intuition und lassen sich von ihren Gefühlen leiten. Dabei spielen Einzelheiten und der Kontext der Situation eine geringe Rolle. Dieser eher emotionale, intuitive Stil ist in vielen Situationen hilfreich, unter anderem dann, wenn ein Verhalten rasch ausgeführt werden muss (beispielsweise bei einer akuten Bedrohung) oder wenn eine Situation so komplex ist, dass eine detaillierte Analyse gar nicht möglich erscheint. Problematisch wird es hingegen, wenn in nahezu allen Situationen aus dem Bauch heraus gehandelt wird. Speziell in sehr emotionalen Situationen kommt es dann zu wenig hilfreichen Gefühlsregulationen wie beispielsweise Katastrophisieren, »persönlich nehmen«, gefolgt von aggressiven Ausbrüchen, Angst oder Impulshandlungen. Andererseits sind solche Menschen emotional präsent, zeigen häufig Mitgefühl und andere fühlen sich emotional mit ihnen verbunden. Sie wirken einfach weniger »verkopft« und analytisch und das ist keinesfalls negativ gemeint.

Auf der anderen Seite gibt es Menschen, die eher *kognitiv*, durchdacht wirken, vernünftig erscheinen und ihre Gefühle primär über den Verstand regeln. Diese Personen wirken manchmal einschüchternd, kühl und distanziert. Sie werden als kompetent angesehen, aber bei emotionalen Problemen wendet man sich lieber an jemand anderen. Oft fällt es ihnen schwer, Emotionen überhaupt zu erkennen oder zuzulassen und sie wirken manchmal etwas unterkühlt. Typische Gefühlsregulationsstrategien sind die Unterdrückung von Gefühlen, Rationalisieren, aber auch Problemlösen (selbst wenn das Gegenüber eher das Bedürfnis nach einer Umarmung hätte). Viele kennen auch das Gefühl, als hätte man einen »Knoten im Kopf«. In solchen Fällen wäre es oft besser, auf den »Bauch« zu hören und direkt zu handeln. Ein Bekannter von mir drückte es einmal so aus: »Die ‚Menschen, die alles über den Verstand entscheiden,‘ sind meist unterkühlt, da bei denen die ganze Energie in den Kopf fließt.« Da ist durchaus etwas dran. Eine zu starke Fokussierung auf eine rein verstandesmäßige Regulation von Gefühlen ist also nicht immer wünschenswert. Ein assoziiertes Problem ist die Somatisierung (darunter versteht man viele ungeklärte körperliche Probleme), da die Gefühlsunterdrückung längerfristig zu einer Übererregung des autonomen Nervensystems führen kann.

Die Probleme bei der Erkennung von Emotionen, die bei diesen Personen oft auftreten, erhöhen das Risiko für Depression und Burnout. Ein typisches Beispiel ist eine rein kognitive Reaktion auf einen Todesfall, meist werden Gefühle abgespalten. Es wird einfach alles weiter so gehandhabt wie immer, so als wäre nichts gewesen. Schließlich müsse es ja irgendwie weitergehen. Das Rationale steht im Vordergrund in einer Situation, in der eigentlich emotionales Erleben wichtig wäre. In verschiedenen Studien konnte nachgewiesen werden, dass solche Personen

Zwei Stile der Gefühlsregulation: der emotionale Stil

Der kognitive Stil

Ein erhöhtes Risiko für Depressionen

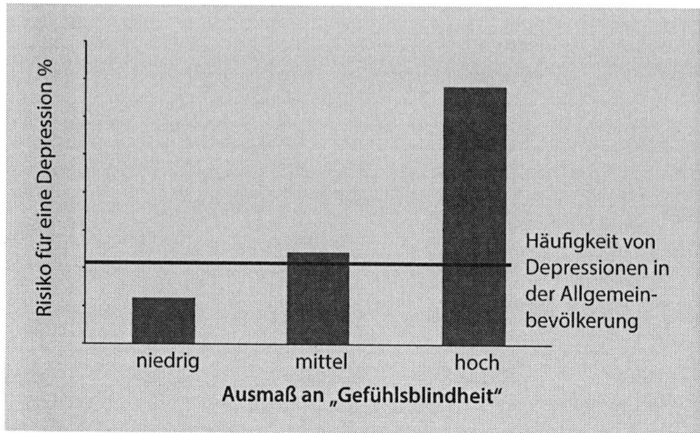

◘ Abb. 4.1   Das Risiko an einer Depression zu erkranken in Abhängigkeit davon, ob Personen niedrige, mittlere oder hohe Werte auf einem Maß für Gefühlsblindheit haben (also ob sie wenige, mittlere oder starke Probleme mit der Identifikation von Gefühlen haben; unveröffentlichte Daten aus der Greifswalder Familienstudie, genauer beschrieben in Barnow 2008).

ein erhöhtes Risiko aufweisen, später depressiv zu werden. Das liegt unter anderem daran, dass die unterdrückte Emotion nicht einfach verschwindet. In unserer Familienstudie, in der wir etwa 300 Familien seit zehn Jahren wissenschaftlich begleiten, zeigte sich beispielsweise, dass Personen mit Problemen bei der Erkennung von Gefühlen hatten, ein dreifach erhöhtes Risiko für eine depressive Störung aufwiesen (◘ Abb. 4.1).

Ziel ist ein ausgeglichener Regulationsstil

Die beiden Regulationsstile (emotional versus kognitiv) stellen allerdings Extremformen dar. Bei vielen Menschen ist ein Stil etwas stärker ausgebildet als der andere, bei manchen Menschen, wie beispielsweise bei Personen mit Borderline Störung (eine Störung, bei der die Emotionen oft verrückt spielen und die Patienten sich dann selbst verletzen, um wieder etwas zu fühlen oder um ihre Emotionen herunter zu regulieren), wechseln die Stile, von überemotional zu überkognitiv, so als ob diese versuchten, ihre »Mitte zu finden«. Aus meiner Sicht ist aber eine ausgeglichene Regulation von Emotionen wichtig. Somit ist kein Regulationsstil dem anderen überlegen. Diese Auffassung richtet sich gegen Vorstellungen, die davon ausgehen, dass vor allem der Vernunft das Primat zukommt und dass Menschen ihre Gefühle über den Verstand beherrschen sollten.

Die Balance: intelligente Emotionsregulation

> **Merke**
> Zusammenfassend kann meiner Auffassung nach nur eine Gefühlsregulation, die eine Balance zwischen Emotionalität und Rationalität (Vernunft) herstellt, längerfristig Gesundheit und Wohlbefinden gewährleisten. Diese Art der Gefühlsregulation bezeichne ich als *intelligente Emotionsregulation*. Was ich genau

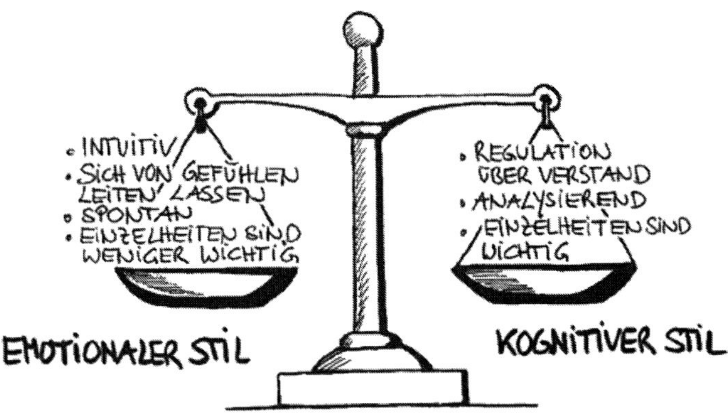

◘ **Abb. 4.2**　Darstellung der beiden Regulationsstile (emotional und kognitiv) nach Kahneman (2012).

darunter verstehe, erläutere ich im folgenden Kapitel. Zunächst sollten Sie jedoch erst einmal herausfinden, wie Sie ihre Gefühle regulieren: eher kognitiv, emotional oder ausgeglichen? Das hilft Ihnen dabei zu verstehen, warum Sie sich in bestimmten emotional aufgeladenen Situationen auf eine gewisse Art und Weise verhalten. Aber nochmals: Kein Stil ist an sich problematisch oder dem anderen überlegen. Vorsicht ist jedoch immer dann geboten, wenn Sie wenig flexibel sind, also wenn Sie über viele Situationen hinweg immer den gleichen Regulationsstil anwenden. Deshalb ist der Balancewert eher entscheidend. Dieser bestimmt das Verhältnis zwischen emotionalen und kognitiven Anteilen bei der Regulation ihrer Gefühle, wobei davon ausgegangen wird, dass eine Balance beider Stile günstig ist. Das Modell ist in ◘ Abb. 4.2 dargestellt.

4.1　TEST: Regulationsstil

Bitte beantworten Sie die folgenden Fragen aus dem Bauch heraus (◘ Abb. 4.3). Dabei sollten Sie sich darauf beziehen, wie Sie üblicherweise reagieren (in ► Kap. 18 finden Sie dazu ► Arbeitsblatt 4.1). Schauen Sie sich die letzten 6–12 Monate an (Es geht also nicht so sehr darum, Ihren momentanen Zustand abzubilden, sondern eher darum, herauszufinden, wie Sie üblicherweise reagieren). Da subjektive Einschätzungen oft nicht so zuverlässig sind, rate ich Ihnen zudem, den Test von einer weiteren Person, die Sie sehr gut kennt, ausfüllen zu lassen. Das hilft Ihnen nicht nur dabei, herauszufinden, wie andere Sie sehen, sondern schafft eine zuverlässigere Basis zur Einschätzung Ihres Regulationsstils. Dazu geben Sie dieser Person bitte die Partnerversion (◘ Abb. 4.4; in ► Kap. 18 finden Sie dazu ► Arbeitsblatt 4.2).

　　Werten Sie nun bitte mithilfe der Anleitung die beiden Fragebogen aus (◘ Abb. 4.5)

Welchen Regulationsstil verwenden Sie?

<table>
<tr><td colspan="3">Materialien aus Barnow, Gefühle im Griff!</td></tr>
<tr><td>Abb. 4.3</td><td>Fragebogen zum Regulationsstil</td><td>Seite 1</td></tr>
</table>

Fragebogen zum Regulationsstil

Entscheiden Sie aus dem Bauch heraus, inwieweit die folgenden Aussagen **typischerweise** auf Sie zutreffen und kreuzen Sie rechts die passende Kategorie an. Dabei gibt es keine richtigen und falschen Antworten (zum leichteren Ausfüllen siehe auch Arbeitsblatt 4.1.)

In Situationen, in denen ich negative Gefühle empfinde (z. B. bei Konflikten, Alltagsproblemen) …	Trifft gar nicht zu	Trifft weniger zu	Teils – teils	Trifft eher zu	Trifft absolut zu
1) … lasse ich mich von meinen Gefühlen leiten. Sie helfen mir dabei, das Richtige zu tun.	1	2	3	4	5
2) … bleibe ich bei den Fakten und handle danach.	1	2	3	4	5
3) … denke ich sehr viel nach, um Lösungen zu finden.	1	2	3	4	5
4) … denke ich eher nicht nach und reagiere spontan.	1	2	3	4	5
5) … versuche ich, das Problem in seine Bestandteile zu zerlegen und diese einzeln abzuarbeiten.	1	2	3	4	5
6) … verlasse ich mich auf meine Intuition.	1	2	3	4	5
7) … entscheide ich aus dem Bauch heraus, wie das Problem zu lösen ist.	1	2	3	4	5
8) … prüfe ich sorgfältig alle meine Optionen.	1	2	3	4	5
9) … blockieren meine Gefühle alles Denken.	1	2	3	4	5
10) … nutze ich alle meine geistigen Ressourcen, um das Problem zu lösen.	1	2	3	4	5

▣ Abb. 4.3   Fragebogen zum Regulationsstil

Materialien aus Barnow, Gefühle im Griff!		
Abb. 4.4	Partnerversion des Fragebogens zum Regulationsstil	Seite 1

Partnerversion des Fragebogens zum Regulationsstil

Entscheiden Sie aus dem Bauch heraus, inwieweit die folgenden Aussagen **typischerweise** auf die Person zutreffen, die Sie gebeten hat, diesen Fragebogen auszufüllen, und kreuzen Sie rechts die passende Kategorie an. Dabei gibt es keine richtigen und falschen Antworten (zum leichteren Ausfüllen siehe auch Arbeitsblatt 4.2.).

In Situationen in denen sie/er negative Gefühle empfindet (z. B. bei Konflikten, Alltagsproblemen) …	Trifft gar nicht zu	Trifft weniger zu	Teils – teils	Trifft eher zu	Trifft absolut zu
1) … lässt sie/er sich von Gefühlen leiten. Diese helfen ihr/ihm dabei, das Richtige zu tun.	1	2	3	4	5
2) … bleibt sie/er bei den Fakten und handelt danach.	1	2	3	4	5
3) … denkt sie/er sehr viel nach, um Lösungen zu finden.	1	2	3	4	5
4) … denkt sie/er eher nicht nach und reagiert spontan.	1	2	3	4	5
5) … versucht sie/er, das Problem in seine Bestandteile zu zerlegen und diese einzeln abzuarbeiten.	1	2	3	4	5
6) … verlässt sie/er sich auf ihre/seine Intuition.	1	2	3	4	5
7) … entscheidet sie/er aus dem Bauch heraus, wie das Problem zu lösen ist.	1	2	3	4	5
8) … prüft sie/er sorgfältig alle Optionen.	1	2	3	4	5
9) … blockieren ihre/seine Gefühle alles Denken.	1	2	3	4	5
10) … nutzt sie/er alle geistigen Ressourcen, um das Problem zu lösen.	1	2	3	4	5

◼ Abb. 4.4 Partnerversion des Fragebogens zum Regulationsstil

Auswertung:

Emotionaler Stil: Zählen Sie die Werte der Fragen 1, 4, 6, 7 und 9 zusammen. Der sich daraus ergebende Wert für den emotionalen Stil muss zwischen 5 und 25 Punkten liegen.

Mein Wert für den emotionalen Stil: _____________

Kognitiver Stil: Jetzt zählen Sie die Werte der Fragen 2, 3, 5, 8 und 10 zusammen. Der Wert für den kognitiven Stil muss ebenfalls zwischen 5 und 25 Punkten liegen.

Mein Wert für den kognitiven Stil: _____________

Machen Sie nun das Gleiche für die Bewertung durch Ihre/n Freundin/Freund oder Partner/in.

Mein Wert für den emotionalen Stil (von Partner): _____________

Mein Wert für den kognitiven Stil (von Partner): _____________

Bilden Sie nun den Durchschnittswert aus beiden Bewertungen (eigene und Partnerbewertung) für beide Regulationsstile:

$$\textit{Mein Gesamtwert für den emotionalen Stil} = \frac{\text{Mein Wert für den emotionalen Stil} + \text{Mein Wert für den emotionalen Stil (von Partner)}}{2}$$

$$= \ \rule{3cm}{0.4pt}$$

$$\textit{Mein Gesamtwert für den kognitiven Stil} = \frac{\text{Mein Wert für den kognitiven Stil} + \text{Mein Wert für den kognitiven Stil (von Partner)}}{2}$$

$$= \ \rule{3cm}{0.4pt}$$

◘ Abb. 4.5   Auswertung

Nun sollten Sie jeweils einen Gesamtwert für den emotionalen Stil und einen für den kognitiven Stil haben, die beide zwischen 5 und 25 Punkten liegen. Wie Sie Ihre Werte interpretieren können, folgt nun:

4.1.1   Emotionaler Stil

Auswertung emotionaler Stil

Bei *Werten zwischen 10 und 16 für den emotionalen Stil* liegen Sie im Normbereich, d. h Sie müssen sich keine Sorgen machen.

■   **Wert für den emotionalen Stil > 16**
Sie neigen möglicherweise dazu, sich (im Vergleich zu anderen) zu häufig auf Ihre Gefühle zu verlassen. Ein Problem, das damit verbunden sein könnte, ist eine gewisse emotionale Verletzlichkeit, d. h., Sie können sich möglicherweise schwer von emotionalen Ereignissen abgrenzen.

Es könnte hierbei zu zwischenmenschlichen Problemen kommen, da andere oft mit einem zu viel an Emotionen nicht gut zurechtkommen. Andererseits sind Sie möglicherweise sehr kreativ, Sie können Emotionen ausdrücken und darüber enge Kontakte zu anderen Menschen aufbauen. Ihr Leben ist intensiv. Bedenken Sie aber: Wichtiger als die reine Interpretation dieser Skala ist der Balancewert (siehe weiter unten).

■ **Wert für den emotionalen Stil < 10**
Vielleicht sollten Sie Ihren Gefühlen einfach mehr trauen? Bauchgefühle (Intuition) sind keinesfalls immer problematisch oder nicht wünschenswert, gerade in komplexen Situationen oder wenn es schnell gehen muss, sind Gefühle gute Indikatoren für weitere Handlungen.

4.1.2 Kognitiver Stil

Bei *Werten zwischen 15 und 21 für den kognitiven Stil* liegen Sie im Normbereich. Es ist alles in Ordnung.

Auswertung kognitiver Stil

■ **Wert für den kognitiven Stil > 21**
Möglicherweise verlassen Sie sich zu häufig auf Ihren Verstand, selbst wenn es angebrachter wäre, der Intuition und Ihren Gefühlen zu vertrauen. Ob sie beispielsweise ein Bild schön finden oder nicht, entscheidet die rationale Analyse und weniger die Emotion, die das Bild bei Ihnen auslöst. Allerdings ist das Ganze mehr als die Summe der Teile. Es könnte sein, dass Sie Ihren Gefühlen manchmal zu kritisch gegenüberstehen und diese als »minderwertig« oder störend empfinden. Sie werden dann dazu neigen, Gefühle zu stark zu regulieren, diese zu unterdrücken und Emotionen möglichst zu vermeiden. Bei komplexeren Problemen, in denen es eher auf die Intuition ankommt, könnten Sie in eine Art Ich-Erschöpfung (genauer ► Kap. 17) hineingelangen, da unsere geistigen Ressourcen begrenzt sind und der Versuch, solche Probleme rational zu lösen, zu einer zu starken Beanspruchung kognitiver Ressourcen führt (beispielsweise zu Burnout). Ein weiteres Problem könnte sein, dass es Ihnen schwerfällt, emotionale Nähe aufzubauen und zuzulassen, Sie werden dadurch oft als distanziert wahrgenommen und es könnte zu einem Mangel an belebendem sozialem Austausch kommen. Allerdings gilt auch hier wieder, dass hohe Werte nur dann problematisch sind, wenn gleichzeitig die Balance nicht stimmt (Sie also niedrige Werte im emotionalen Stil aufweisen).

■ **Wert für den kognitiven Stil < 15**
Bei der Lösung von Problemen gehen Sie eventuell zu unsystematisch und zu wenig rational an die Sache heran. Sie denken im Vergleich zu anderen weniger über Lösungsmöglichkeiten und potenzielle Alternativen nach, sondern handeln eher spontan. Das muss kein Problem sein, aber manche Situationen erfordern eine gründliche Analyse unter

Berücksichtigung »harter« Fakten. Vielleicht sollten Sie ab und zu Ihre Gefühlsentscheidungen hinterfragen.

4.1.3 Auf die Balance kommt es an!

Die Balance ist ausschlaggebend!

Grundsätzlich gilt, dass keiner der beiden Gefühlsstile an sich besser oder schlechter ist, denn sowohl eine habituell (also für gewöhnlich) zu starke emotionale als auch eine primär rationale Gefühlsregulation sind nicht per se hilfreich oder schädlich, wie oben beschrieben. Schon Spinoza hat in seiner Ethik sinngemäß formuliert: *Ein Gedanke kann nicht einen Affekt besiegen, das geht nur, wenn der Gedanke selbst zur Leidenschaft wird* (Spinoza 2002). Stattdessen scheint es also auf die Fähigkeit anzukommen, die Balance zwischen emotional und kognitiv/rational, also zwischen Gefühl und Verstand zu halten.

■ **Ihr Balancewert**

Deshalb bilden Sie bitte abschließend den Balancewert. Hierzu ziehen Sie den ermittelten Wert für den emotionalen Stil vom Wert des kognitiven Stils ab:

Balancewert = Gesamtwert für kognitiven Stil − Gesamtwert für emotionalen Stil = _______________

Je höher der Wert (sowohl im positiven als auch im negativen Bereich), desto stärker die Imbalance zwischen emotionalem und kognitivem Stil. Ist Ihr Balancewert **kleiner als 0**, dann bedeutet dies, dass die Regulationswaage (▸ Abb. 4.2) nach links neigt (also in Richtung Emotion). Ist Ihr Wert hingegen **größer als 10**, dann neigen Sie zu einer Imbalance in Richtung Kognition (rechter Teil der Waage), d. h. zu einer übermäßig kognitiven (verstandesmäßigen) Regulation. Bei einem *Balancewert* **zwischen 0 und 10** regulieren Sie Ihre Gefühle ausgeglichen (Die Werte für eine ausgeglichene Emotionsregulation liegen zwischen 0 und 10, da die Auswertung der Normstichprobe eine Asymmetrie in Richtung des kognitiven Stils aufwies, d. h., die Normstichprobe zeigte grundsätzlich eine Neigung hin zum kognitiven Regulationsstil).

Erste wissenschaftliche Befunde belegen: die Balance wirkt positiv

Gemäß der beschriebenen Theorie geht es Ihnen am besten, wenn Sie ausgeglichen regulieren. Ein erster Beleg aus unserer Arbeitsgruppe für die Bedeutung eines ausgeglichenen Regulationsstils wurde in einer Bachelorarbeit der Studentinnen Maike Honisch und Theresa Götz gefunden. Hierin ließen sie 30 Personen ein negatives Erlebnis der letzten zwei Jahre möglichst detailliert aufschreiben. Im Anschluss werteten sie die Texte danach aus, ob das Ereignis eher emotional oder eher kognitiv (also abstrakter, vernünftiger) beschrieben wurde. Es kam insbesondere darauf an, wie die Person die Situation schilderte (eher kognitiv oder eher emotional?) und wie die Gefühlsregulation beschrieben worden war. Hierbei zeigte sich, dass eine ausgeglichene Darstellung des emotionalen Erlebnisses, in der sowohl Emotionen beschrieben wurden als auch kognitive Prozesse, mit einer besseren psychischen Gesundheit einhergingen als eine rein sachliche Beschreibung bzw. eine zu emotionale Darstellung.

Aufbauend auf diese Befunde lege ich folgend dar, was ich unter einer *intelligenten Emotionsregulation* verstehe. Anschließend gehe ich auf einzelne Emotionsregulationsstrategien inklusive ihrer Auswirkungen auf psychisches und körperliches Wohlbefinden genauer ein.

Gefühle intelligent regulieren

© Springer-Verlag GmbH Deutschland 2018
S. Barnow, *Gefühle im Griff!*,
https://doi.org/10.1007/978-3-662-54637-6_5

Definition: intelligente
Emotionsregulation

Eine *intelligente Emotionsregulation* ermöglicht es Ihnen, Ihre durch innere (Gedanken, Körpersymptome) und äußere (Stress, Konflikte, positive Erlebnisse) Einflüsse erzeugten Gefühle so zu regulieren, dass Sie sich wohl dabei fühlen. Menschen, die intelligent ihre Gefühle regulieren, tun dies mit einer hohen Flexibilität, d. h., sie passen sich an verschiedene Situationen an und sind nicht gezwungen, immer wieder ihren emotionalen Mustern zu folgen (u. a. sich immer gekränkt zu fühlen, wenn sie kritisiert werden).

Objektiv Gefühle regulieren!

Eine intelligente Gefühlsregulation ist außerdem weniger stark abhängig vom EGO. Damit meine ich, dass Gefühle auch so reguliert werden können, dass man nicht immer unmittelbar den Wünschen des EGOs nach sofortiger Bedürfnisbefriedigung oder Vermeidung von »Schmerz« nachkommen muss. Mit anderen Worten: Jemand, der intelligent Emotionen reguliert, betrachtet das zu regulierende nicht rein subjektiv (also nur aus seiner EGO-Perspektive heraus), sondern auch objektiv. Die eigenen Emotionen und das Verhalten werden dann selbst zum Objekt, das reguliert werden soll. Menschen, die hingegen primär nur ihre Perspektive betonen, bewerten Dinge aus ihrer subjektiven Sichtweise heraus und verlassen sich damit zu stark auf die eigene Wissensbasis, was verschiedene Probleme nach sich ziehen kann. Der Psychologe und Traumaforscher James Pennebaker konnte beispielsweise zeigen, dass eine zu starke Fokussierung auf das subjektive Erleben, gemessen über die Häufigkeit der Verwendung des Wortes »Ich« in verschiedenen Texten, mit erhöhten Depressionsmaßen einherging (Rude, Gortner u. Pennebaker 2004).

Unmittelbare
Bedürfnisbefriedigung ist
langfristig schädlich

Der Begriff Intelligenz kommt aus dem Lateinischen und bedeutet so viel wie »zwischen Dingen auswählen« können. Intelligente Emotionsregulation meint also, gemäß der Situation die richtige Strategie einzusetzen, um Gefühle so zu regulieren, dass längerfristig eine gesunde und zufriedene Lebensweise möglich ist. Das bedeutet, dort emotional zu reagieren, wo es erforderlich ist, aber alternativ auch eher rational, wenn das in der Situation angemessener wäre. Gute Fähigkeiten in der Gefühlsregulation werden Ihnen dazu verhelfen das Bedürfnis-Emotionskarussell so zu bewegen, dass es weder zu schnell noch zu langsam ist. Ich verdeutliche noch einmal genauer, was ich damit meine: Je schlechter die Stimmung, desto eher neigen wir dazu, unseren hedonistischen Trieben und Bedürfnissen direkt nachzugeben. Jeder, der schon einmal versucht hat abzunehmen oder beispielsweise auf Schokolade zu verzichten, kennt das. Solange man gut gestimmt und hoch motiviert ist, gibt es wenige Probleme in der Umsetzung dieses Ziels. Dies ändert sich jedoch meist, wenn es nicht mehr so gut läuft oder alte Gewohnheiten sich wieder aufdrängen. Dann muss etwas her, das Sie beruhigt, tröstet oder einfach schmeckt oder Sie tun es einfach, weil Sie es immer so gemacht haben. Diese Ausrichtung auf die unmittelbare Bedürfnisbefriedigung bei schlechterer Stimmung ist durchaus normal. Problematisch wird sie jedoch, wenn Sie häufig ähnlich reagieren, d. h. Ihren Bedürfnissen *immer* sofort nachgeben müssen. Solche Menschen befinden sich in einem *Bedürfnis-Befriedigungskarussell*. Wie wir aber bereits in Kapitel 3 gesehen haben, führt die Befriedigung eines Bedürfnisses nicht unmittelbar zu Zufriedenheit, denn die gute Stimmung hält nur kurz an und das nächste Bedürfnis entsteht und drängt nach Erfüllung. Längerfristig ist die sofortige Befriedigung von Bedürfnissen also problematisch, denn wichtige Ziele, die Ihnen das Leben angenehmer machen können, werden nicht erreicht, und das macht Sie noch unzufriedener und der Teufelskreis beginnt von vorn.

Der amerikanische Sozialpsychologe Roy Baumeister (1998) hat dieses Phänomen sehr genau untersucht. Er bat Probanden, eine Aufgabe zu lösen, die aber in Wirklichkeit nicht lösbar war (was die Probanden natürlich nicht wussten). Sie sollten bis zu einer halben Stunde versuchen, die Aufgabe zu lösen. Zuvor wurden den Probanden Kekse, Schokolade und Radieschen zur Verfügung gestellt. Eine Gruppe durfte dabei essen, was immer sie wollte, die andere erhielt die Instruktion nur die Radieschen zu essen, nicht jedoch die Süßigkeiten. Das Ergebnis der Studie war eindrucksvoll. Diejenigen, die vorher ihre Bedürfnisse unterdrücken mussten und keine Süßigkeiten bekamen, hielten danach etwa sieben Minuten bei der eigentlichen Aufgabe durch und gaben dann auf. Die Mitglieder der anderen Gruppe hingegen, die ihre Gefühle nicht regulieren mussten und essen durften, was immer sie wollten, versuchten durchschnittlich 28 Minuten lang, eine Lösung zu finden. Mit anderen Worten: die vorher Frustrierten gaben viel früher auf. Baumeister nennt dies »Ego-Depletion« (Ich-Erschöpfung). Wird jemand frustriert und muss einen Impuls oder ein Bedürfnis unterdrücken oder regulieren, erfordert das geistige Ressourcen, die für die nächste Aufgabe nicht mehr zur Verfügung stehen. Gleichzeitig tendieren diese Personen dazu, ihre damit einhergehenden negativen Gefühle sofort zu verbessern, indem sie sich etwas Gutes gönnen. Längerfristige Ziele werden also immer stärker aus den Augen verloren.

Je schlechter Sie also darin sind, Ihre Emotionen zu regulieren, desto mehr Ressourcen (sowohl geistige als auch emotionale) gehen Ihnen verloren und Sie werden bei der nächsten Frustration schnell aufgeben und nur noch bemüht sein, Ihre negativen Gefühle wieder in den Griff zu bekommen (beispielsweise indem Sie Schokolade essen, Alkohol trinken oder zu viel Fernsehen schauen). Dieser permanente Zustand der Erschöpfung resultiert daraus, dass Ihre geistigen Ressourcen zur Regulation der Frustrationen des Alltags nicht mehr ausreichen. Ihnen fehlt es einfach an Frische und geistiger Kraft, um mit den alltäglichen Stressoren erfolgreich umzugehen. Patienten mit Burnout leiden meist massiv darunter. Das heißt nun aber nicht, dass Sie Ihren Bedürfnissen immer sofort nachgeben sollen, damit Sie nicht "EGO-depleted" (erschöpft) werden. Wie wir bereits gesehen haben, wäre dies ebenso problematisch, da sofort neue Bedürfnisse entstünden, die wieder reguliert werden müssten. Das Experiment zeigt hingegen, dass es wenig sinnvoll ist, sich ständig frustrierende Ziele zu setzen, die mit einer anstrengenden Gefühlsregulation einhergehen und man schließlich doch frustriert (und gleichzeitig »erschöpft«) ist, wenn sie nicht erreicht werden. Besser hingegen sind wenige, erst einmal leicht zu erreichende,

Ego-Depletion

Ungünstige Emotionsregulation kostet Ressourcen

vor allem positive Ziele oder die Umgestaltung negativer Bedingungen. Langfristige Ziele sind nur dann erreichbar, wenn Sie ausreichend Ressourcen und Fähigkeiten haben, diese umzusetzen. Auch müssen Sie genug Willenskraft aufbringen. Letztere seht Ihnen aber nur zur Verfügung, wenn Sie nicht vorher schon »depleted« sind, weil Sie beispielsweise nicht so gut darin sind, Ihre Gefühle zu regulieren und Ihnen dies viele geistige Ressourcen raubt oder weil Sie einfach unter stressigen Arbeitsbedingungen leiden, die viel Kraft kosten. Wichtige Faktoren, die Ego-Depletion verhindern, sind u.a. eine hohe intrinsische (also von innen heraus) Motivation und positive Emotionen während sie arbeiten. Angenehme soziale Kontakte, Fokus auf das Wesentliche und ausreichende Regenrationsphasen sind weitere Anti-Ich-Erschöpfungs-Strategien. Das erklärt u.a. auch, warum vor allem solche Menschen ins Burnout geraten, denen die Arbeit keinen Spaß mehr macht, weil sie beispielsweise zu wenig Anerkennung erhalten, während gleichzeitig hohe Anforderungen an sie gestellt werden (oder sie diese selbst an sich stellen). Auch eine geringe Autonomie und wenig Flexibilität am Arbeitsplatz verstärkt Ego-Depletion. Es ist schade, dass diese Erkenntnisse in Unternehmen so selten berücksichtigt werden.

Intelligente Emotionsregulation bedeutet *angemessen* zu reagieren

Eine *intelligente Gefühlsregulation* setzt genau hier an, sie verhilft Ihnen nicht nur dazu, weniger Ressourcen zu verbrauchen, wenn Sie frustriert sind, sondern auch negative Stimmungszustände schnell zu beenden bzw. positive Emotionen zu verstärken (und zwar ohne sofort irgendein Bedürfnis befriedigen zu müssen). Sie werden damit *unabhängiger* von äußeren Reizen. Allerdings wäre es falsch zu glauben, eine intelligente Gefühlsregulation bedeute, stets freundlich und zuvorkommend zu sein oder sich zu schonen oder nur Tätigkeiten auszuführen, die Spaß bereiten. Wenn es darauf ankommt, ist es durchaus richtig und angemessen, unfreundlich, möglicherweise sogar aggressiv zu reagieren und negative Aktivitäten lassen sich nun mal nicht immer ausschließen. Ein Beispiel: Sie bitten einen Arbeitskollegen wiederholt, seine Musik leiser zu drehen, da Sie das bei der Arbeit stört. Sie ärgern sich darüber, dass der Kollege so rücksichtslos ist, Sie müssen sich schließlich konzentrieren. Sie zeigen diesen Ärger aber erst einmal nicht. Einige Zeit später ist die Musik wiederum laut. Jetzt geht es darum, deutlicher zu werden, einen schärferen Ton anzuschlagen und den Ärger auch deutlich zu zeigen. Meist reagiert der andere darauf. Hier wäre also Freundlichkeit fehl am Platze. Auch das Unterdrücken von Ärger (durch Selbstbeschuldigung: »Sei nicht so empfindlich«, »Lass den doch Musik hören« usw.) wäre wenig hilfreich, denn das würde mit einer dauerhaften Unterdrückung Ihres Ärgers einhergehen, was längerfristig und wenn sie generell zur Ärgerunterdrückung neigen, gar in einer Selbst-Erschöpfung münden kann. Manchmal wird dann dieser Ärger woanders abreagiert, nämlich dort, wo die soziale Kontrolle geringer ausfällt. Beispielsweise könnte es sein, dass Sie gereizt nach Hause fahren und dort einen Streit initiieren, einfach nur um sich abzureagieren. Ob Ihnen dabei klar wäre, dass die eigentliche Ursache der ungelöste Arbeitskonflikt war, ist zumindest fraglich. Langfristig leidet nun auch Ihre Beziehung, was Ihnen den letzten Halt nimmt und die Situation weiter verschlechtert. Intelligente Emotionsregulation ist also nicht gleichbedeutend mit »Gutmenschentum« und meint auch nicht, Emotionen zu verstecken, übermäßig zu kontrollieren und alles geistig/kognitiv zu lösen, sondern Ihre Gefühle angemessen zu regulieren, sodass langfristig Konflikte erst gar nicht entstehen oder schnell gelöst werden können.

Merke
Wie ich hoffentlich deutlich machen konnte, lässt sich eine intelligente Gefühlsregulation als die Fähigkeit beschreiben, Gefühle sehr flexibel zu regulieren. Ganz wichtig ist zudem, die Gefühle auch wieder »fallen lassen zu können«, nachdem die Situation abgeschlossen ist, oder diese zu verstärken, wenn das gewünscht ist. Intelligente Emotionsregulation bedeutet nicht, Emotionen *zu verbergen*, cool und immer schlagfertig zu sein oder andere in ihren Gefühlen zu manipulieren. Stattdessen steht die *flexible Anwendung* hilfreicher Gefühlsstrategien im Vordergrund! In Abgrenzung zum Konzept der emotionalen Intelligenz des Harvard Psychologen Daniel Goleman (Goleman 1997) geht es mir hierbei vor allem um die *Art und Weise der Regulation von Gefühlen*, wobei ich auf Emotionsregulationsstrategien eingehe, für die eindeutige wissenschaftliche Belege bezüglich ihrer Wirksamkeit für psychische Störungen bzw. Gesundheit vorliegen.

Zusammenfassung: intelligente Gefühlsregulation

Wir haben in unserer Arbeitsgruppe tausende von Studien der letzten 10 Jahre ausgewertet, in denen es um die Auswirkungen verschiedener Emotionsregulationsstrategien auf psychische Störung und Gesundheit ging. Etwa 500 wissenschaftliche Studien genügten unseren Auswahlkriterien (u. a. eindeutige Definition und Messung der jeweiligen Strategie). Diese wurden in eine detaillierte Analyse (sogenannte Metaanalyse) einbezogen. Die nachfolgenden Empfehlungen und Informationen beruhen zum Teil auf dieser Datenbasis.

Zusammenfassend wurden folgende Strategien als weniger funktional oder gar problematisch beschrieben (u. a. Verstärkung von Depressivität und Angst): *Grübeln*, die *Unterdrückung von Gedanken oder des Emotionsausdrucks* und *Vermeidung*. Hilfreiche Strategien (Reduktion von Angst und Depression, Steigerung von Wohlbefinden, Abbau körperlicher Probleme und Schmerzen) sind: *Neubewerten, Akzeptanz, Problemlösen, köperbezogene Strategien (u. a. Atemtechniken) und Strategien, die der Emotionserkennung dienen* (siehe zu hilfreichen und problematischen Emotionsregulationsstrategien auch Barnow 2012). Später werde ich auf diese ausführlich eingehen und erläutern, unter welchen Bedingungen sie jeweils Wohlbefinden verstärken oder mindern (► Teil II). Zunächst möchte ich jedoch folgende Fragen beantworten:

Hilfreiche und problematische Emotionsregulationsstrategien

Wirkt sich die Art und Weise, wie wir Gefühle regulieren, auf das Gehirn aus? Das heißt, was passiert eigentlich im Gehirn wenn wir

Gefühle regulieren? Der Neurowissenschaftler Richard Davidson geht beispielsweise davon aus, dass das Verständnis der Neurobiologie der Gefühlsregulation dazu beiträgt, die Gefühle besser zu verstehen und regulieren zu können (Davidson u. Begley 2012a). Aus diesem Grund möchte ich beschreiben, welche Gehirnprozesse typischerweise auftreten, wenn Emotionen reguliert werden und ob man dabei unterscheiden kann, wie gerade reguliert wird. Welche Konsequenzen hat das für das Verständnis der Emotionsregulation und welche Bedeutung für Gesundheit und Wohlbefinden?

Neurobiologie der Emotionsregulation – Was passiert im Gehirn, während Gefühle reguliert werden?

The psychology of today can be shaped by understanding the characteristic patterns of brain activity underlying the emotional traits and states. (Die heutige Psychologie wird durch das Verständnis der charakteristischen Muster der Gehirnaktivität, die den emotionalen Eigenschaften und Zuständen zugrunde liegen, beeinflusst. Aus: Davidson u. Begley 2012a, S. 34)

Die neurobiologischen Grundlagen der Emotionsregulation

Die Kenntnis der neurobiologischen Grundlagen der Gefühlsregulation kann ausgesprochen hilfreich dabei sein, zu verstehen, warum sich bestimmte Strategien eher negativ auf unser Befinden auswirken, während andere unter bestimmten Bedingungen positive Effekte haben. Meiner Erfahrung nach helfen Kenntnisse zu Gehirnvorgängen uns manchmal, den Sinn bestimmter Übungen besser nachvollziehen zu können. Deshalb rate ich Ihnen dazu, dieses Kapitel gründlich zu studieren, auch wenn es nicht immer leicht zu lesen ist. Sie können dann später, wenn wir uns mit den einzelnen Emotionsregulationsstrategien beschäftigen, direkt visualisieren, was im Gehirn passiert, während Sie beispielsweise Grübeln oder eine Emotion unterdrücken. Das wird Ihnen dabei helfen, problematische Gefühlsstrategien abzubauen.

Nachweis von Emotionsregulationsprozessen mittels bildgebender Verfahren

Inzwischen existieren genauere Vorstellungen darüber, welche Hirnprozesse an der Emotionsregulation beteiligt sind und wie sich diese verändern, wenn Gefühle reguliert werden (also wenn jemand beispielsweise vermehrt grübelt). Untersucht wird das meist mittels bildgebender Studien, in denen Hirnaktivierungen während bestimmter Regulationsaufgaben erfasst werden (beispielsweise Regulieren negativer Emotionen nach dem Betrachten aversiver Bilder). Hierbei wird mittels funktionaler Magnetresonanztomografie (fMRT oder Scanner) das sogenannte BOLD Signal (blood oxygenation level dependent, also »abhängig vom Blutsauerstoffgehalt«) oder der Glykosestoffwechsel im Gehirn gemessen. Solche Studien zeigen übereinstimmend, dass bei der Verwendung bestimmter Strategien ganz spezifische Hirnareale aktiver bzw. weniger aktiv sind.

Die Rolle des präfrontalen Kortex

Früher ging man davon aus, dass Emotionen primitive, eher störende Zustände darstellen, die lediglich in den entwicklungsgeschichtlich älteren Hirnregionen (dem sog. limbischen System) entstehen, während das Stirnhirn (also der präfrontale Kortex) nicht beteiligt sein sollte. Der Kortex (damit meine ich im Folgenden immer das Stirnhirn) war demnach nur für kognitive Prozesse (Vernunft, Logik) verantwortlich. Diese Annahmen haben sich nicht bestätigt. Inzwischen gilt als gesichert, dass das Stirnhirn (Fachbegriff: präfrontaler Kortex; prä = vorn) sowohl bei der Emotionsentstehung als auch bei Regulationsprozessen beteiligt ist. Das Stirnhirn umfasst die obere Kopfhälfte, speziell die Stirnregion und reicht nicht sehr tief in das Gehirn hinein. Verletzungen, die mit einer verminderten Aktivität im Stirnhirn einhergehen, führen zu einer verringerten Hemmung emotionaler Prozesse. Ein bekannter Fall ist der eines amerikanischen Lehrers, der zunehmend sexuelle und aggressive Verhaltensweisen zeigte. Er belästigte Schülerinnen sexuell, bedrohte andere und war untragbar geworden. In einem MRT-Scan fand sich ein faustgroßer Tumor im Stirnhirn. Nach Entfernung dieses Tumors verhielt sich der Lehrer wieder ganz normal. Nach einem Jahr zeigten sich wiederum ähnliche Verhaltensweisen. Der Tumor war erneut gewachsen und musste entfernt werden, worauf sich das Verhalten wieder normalisierte (modifiziert aus Davidson u. Begley 2012a). Das Beispiel macht deutlich, wie wichtig ein funktionierender Kortex für die Gefühlskontrolle ist. Allerdings liegen meist keine organischen Ursachen zu Grunde, wenn die Gefühlsregulation nicht so gut funktioniert, wie gewünscht, oder wir plötzlich beispielsweise stundenlang grübeln. Woran liegt es also dann?

Unmittelbare emotionale Reaktionen wie Panik werden durch die entwicklungsgeschichtlich älteren Hirnregionen ausgelöst. Dieser Teil des Gehirns ist zudem für die Steuerung physiologischer Prozesse bei emotionalen Reaktionen verantwortlich. Zum Beispiel werden Blutdruck, Herzrate, Körpertemperatur, Verdauungsprozesse und die Hormonausschüttung dirigiert. Gefahrenreize werden hier blitzschnell identifiziert und eine emotionale Reaktion eingeleitet. Ein wichtiger Bereich ist der Mandelkern (auch Amygdala genannt), der ganz entscheidend für die Gefühlswahrnehmung und Entstehung von Emotionen, speziell Angst, ist. Der Mandelkern liegt tiefer im Gehirn im sogenannten limbischen System (dem »emotionalen Gehirn«). Dort werden emotionale Reize danach bewertet, inwiefern sie bedrohlich oder nicht bedrohlich sind. Der Mandelkern (eigentlich handelt es sich dabei um mehrere Kerne) ist immer aktiv, wenn emotionale Reize verarbeitet werden und ist zentral an der Verknüpfung von Reizen und Angstreaktionen beteiligt (also beispielsweise auch beim Erlernen spezifischer Phobien wie Spinnenangst). Menschen mit beidseitigen Läsionen (Verletzungen) in der Amygdala zeigen spezifische Probleme bei der Erkennung ängstlicher Gesichtsausdrücke und sind generell weniger ängstlich. Andererseits reagieren Personen mit überaktiver Amygdala emotional intensiver und bilden auch rascher Verbindungen zwischen Angstreizen und einer Angstreaktion aus. Manchmal sind nur ein bis zwei dementsprechende Erfahrungen nötig und schon lernt die Person, dass ein bestimmter Reiz gefährlich ist. Dies ist nicht nur ein Nachteil, sondern hat auch durchaus Vorteile. Aus Evolutionsbiologischer Sicht ist es durchaus sinnvoll, rasch zu lernen, was gefährlich bzw. ungefährlich ist. Wie wir außerdem kürzlich dokumentiert haben, können solche Menschen in sozialen Situationen Emotionen bei anderen oft rascher und zuverlässiger erkennen als Personen, deren Amygdala weniger stark auf emotionale Reize reagiert (Frick et al. 2012).

Bei Menschen mit hoher Ausprägung auf dem Persönlichkeitsmerkmal Psychopathie findet sich beispielsweise genau das Gegenteil: Die Amygdalaaktivität ist bei dem Betrachten emotionaler Reize weniger aktiv, was unter anderem mit einem geringeren Erleben von Angst verbunden ist, aber auch mit einer verminderten emotionalen Erlebnisfähigkeit einhergeht. Diese Menschen brauchen in der Regel Stimulation mit hoher Intensität, um ein angenehmes emotionales Level zu erreichen (ein Grund dafür, warum sie oft riskantes Verhalten zeigen

> Die Bedeutung der Amygdala für die Entstehung von Angst

> Bei Psychopathen ist die Amygadalaaktivität reduziert

Das Zusammenspiel von limbischem System und kortikalen Regionen ist ausschlaggebend für die Gefühlsregulation

oder durch sadistische Handlungen eigene Emotionen stimulieren, um überhaupt etwas zu spüren).

Entscheidend dafür, ob eine Gefühlsregulation gelingt oder nicht, ist jedoch das *Zusammenspiel* limbischer und kortikaler Strukturen. Etwas genauer: Das limbische System umfasst unter anderem die bereits erwähnten Mandelkern(e) und die *Insel*. Letztere regelt körperliche Reaktionen auf unangenehme Reize (speziell Ekel) und hat Einfluss auf die Heftigkeit der Reaktion bei Angstreizen (sie liegt tief im Gehirn verborgen, über dem Kleinhirn). Man muss sich das stark vereinfacht so vorstellen: Der Mandelkern bewertet die Reize danach, ob sie emotional bedeutsam sind oder nicht. Er ist umso aktiver, je emotionaler der Reiz ist und umso *mehr Erregung der Reiz hervorruft*. Schon hier wird eine Abfolge von physiologischen Vorgängen (über den Hypothalamus) ausgelöst, die eine emotionale Reaktion vorbereiten, beispielsweise eine erhöhte Erregung und eine negative Tönung der Emotion. Jetzt kommt das vordere Cingulum (Anteriorer cingulärer Cortex; ACC) ins Spiel. Dabei handelt es sich um eine Art emotionalen Verstärker im Kortex. Es ist immer aktiv, wenn negative Emotionen präsent sind. Bei depressiven Patienten ist die Aktivität des ACC gesteigert. Schmerz wäre beispielsweise weniger »schmerzlich«, wenn er nicht durch das ACC emotional aufgeladen würde. Die Schmerzunempfindlichkeit vieler Yogis resultiert genau daraus, dass diese in der Lage sind, die Aktivität im ACC so zu reduzieren, dass Schmerzreize nicht mehr als unangenehm erlebt werden.

Das Zusammenspiel von Mandelkern, Insel und vorderem Cingulum führt zur Aktivierung der entsprechenden Vorgänge, wie sie typisch für Emotionen sind (beispielsweise Herzrasen, Zittern, Gedankenrasen usw.) und zu hormonellen Veränderungen, die über die Nebennierenrinde und Hirnanhangsdrüse ausgeschüttet werden (u. a. Adrenalin und Kortisol). Kortisol ist ein Stresshormon, das den Körper auf eine »Herausforderung« vorbereitet. Kann es aber längerfristig nicht abgebaut werden, führt dies zu einem erhöhten Pegel im Blut und es kommt sogar zum Absterben von Neuronen, speziell im Hippocampus (eine Region, die für das Gedächtnis wichtig ist). Verbunden damit sind meist Schlafstörungen, Unruhe, körperliche Beschwerden und Gedächtnisprobleme (bei Depressiven findet sich z. B. oft ein erhöhter Kortisolspiegel und eine verminderte Regulation dieses Hormons).

Der Kortex als Kontrollinstanz

Während also eine erste Verarbeitung emotionaler Reize im limbischen System vonstattengeht, wird gleichzeitig im Stirnhirn, das quasi wie eine Kontrollinstanz wirkt, eine weitere Bewertung durchgeführt. Diese ist jedoch viel komplexer und läuft etwas langsamer (verzögert) ab. In diese Bewertungsprozesse fließen auch vorherige Erfahrungen mit ähnlichen Situationen und die Einschätzung der Fähigkeiten zum Umgang mit der Situation ein. Das Zusammenspiel der limbischen und kortikalen Gehirnareale ist in Abbildung 6.1. vereinfacht dargestellt (◖ Abb. 6.1).

Eine durch die Amygdala ausgelöste emotionale Reaktion (z. B. Angst) wird durch das Stirnhirn entweder herunter oder hochreguliert

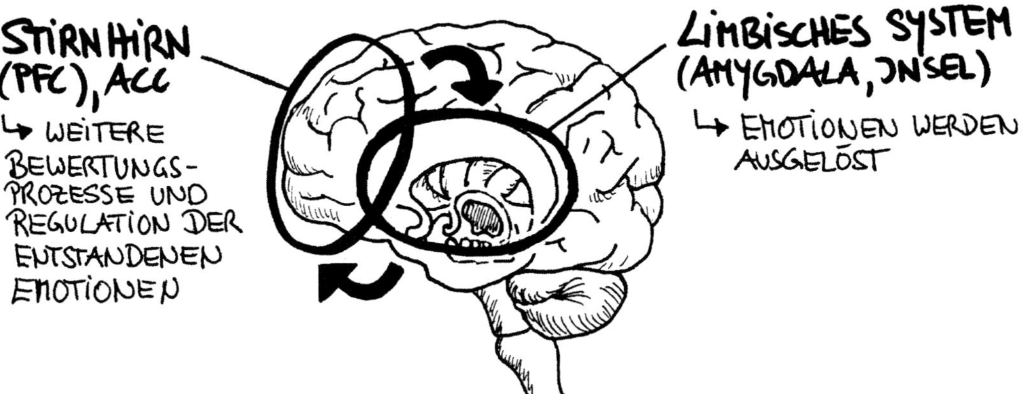

Abb. 6.1   Vereinfachte Darstellung des Zusammenspiels von limbischen und kortikalen Hirnregionen bei der Regulation von Emotionen (PFC = präfrontaler Cortex; ACC = anteriorer cingulärer Cortex)

oder unterbrochen bzw. aufrechterhalten. Ganz entscheidend dabei ist u. a., ob die Situation als kontrollierbar oder nicht kontrollierbar bewertet wird. Im ersteren Fall (Situation ist kontrollierbar) kommt es rasch zur Entwarnung und zum Abflauen der emotionalen Reaktion. Ist keine Kontrolle möglich, werden emotionale Prozesse verstärkt. Der Anstieg der Herzrate bei Panikpatienten ist ein gutes Beispiel. Da dieser als unkontrollierbar erlebt wird, kommt es zur Panik. Wenn die Patienten während der Therapie lernen, dass ganz bestimmte Aufschaukelungsprozesse für den Anstieg der Herzrate verantwortlich sind, die sie *kontrollieren* können, verschwindet die Panikstörung relativ rasch.

Was passiert nun aber eigentlich im Gehirn, wenn wir etwas »akzeptieren« oder »neubewerten« oder eine »Emotion unterdrücken«? Das Faszinierende dabei ist, dass je nachdem, welche Strategie wir verwenden, unterschiedliche Aktivierungen im Gehirn deutlich werden. Dies hilft Ihnen vielleicht zu verstehen, warum bestimmte Emotionsregulationsstrategien unter bestimmten Bedingungen problematisch, andere hingegen hilfreich bei der Gefühlskontrolle sind.

Bei der *Unterdrückung von Gefühlen* (oft auch als Suppression bezeichnet) kommt es zu einer Aktivierung im Stirnhirn, während limbische Bereiche (speziell der Mandelkern) *nicht* beeinflusst werden. Das bedeutet stark vereinfacht gesagt, dass die Unterdrückung von Gefühlen dazu führt, dass geistige Ressourcen verbraucht werden (die wir auch für das Denken, Bewerten und für Aufmerksamkeit benötigen), wobei jedoch die Aktivität in limbischen Arealen (also Mandelkern, Insel) *nicht* beeinflusst wird. Die Emotion und assoziierte körperliche Aktivierungen bleiben damit bestehen, obwohl geistige Ressourcen verwendet werden müssen, um den Emotionsausdruck zu unterdrücken.

Das kann längerfristig zu einer Erschöpfungsreaktion führen (siehe auch Kapitel 3). Viele Menschen gehen fälschlicherweise davon aus, dass unsere geistigen Kapazitäten unbegrenzt sind. Das trifft jedoch nicht zu. Ein Beispiel, das der Nobelpreisträger und Psychologe Daniel Kahneman in seinem Buch »Schnelles Denken, langsames Denken«

Verschiedene Emotionsregulationsstrategien zeigen unterschiedliche Aktivierungsmuster im Gehirn

Gehirnaktivität bei Suppression

Unsere geistigen Ressourcen sind begrenzt

(Kahneman u. Schmidt 2012) schildert, zeigt beeindruckend, wie limitiert unsere geistigen Ressourcen wirklich sind. Die Aufgabe, gleichzeitig den Zeigefinger auf einer Ablage von links nach rechts zu bewegen (also eine Wischbewegung durchzuführen), während man von einer vorgegebenen dreistelligen Zahl für jede Ziffer eine eins abzieht, erfordert nahezu alle unsere geistigen Ressourcen. Die meisten schaffen nicht mehr als eine dreistellige Zahl. Zur Veranschaulichung: Die Zahl 479 wird vorgegeben. Während Sie die genannte Wischbewegung mit der Hand (mit dem Zeigefinger) ausführen, sollen Sie nun jeweils eine Eins von jeder Ziffer abziehen und die sich daraus ergebende Zahl nennen. In unserem Fall wäre die richtige Antwort: 3-6-8, die gesuchte Zahl wäre also 368. Während Sie diese Aufgabe ausführen, sind Sie in der Regel nicht in der Lage, etwas anderes zu denken oder Ihre Aufmerksamkeit auf andere Dinge zu richten. Probieren Sie es einmal aus. Das macht deutlich, dass eine permanente Unterdrückung von Gefühlen, die erhebliche geistige Ressourcen benötigt, ohne dass das Gefühl wesentlich beeinflusst wird, problematisch ist (Depue, Curran u. Banich 2007).

Ein – auf den ersten Blick – ähnliches Muster wie bei der Unterdrückung von Gefühlen (Aktivierung im PFC) zeigt sich bei einer anderen Form der kognitiven Kontrolle – der *Neubewertung* (detailliert ▶ Kap. 13). Hierbei konnte ebenso wie bei der Unterdrückung eine erhöhte Aktivität im Stirnhirn nachgewiesen werden, während im Mandelkern und in der Inselregion nun jedoch eine *Verringerung* der Hirnaktivität zu verzeichnen ist. Beim Neubewerten wird also die Aktivität in der Steuerzentrale (dem Stirnhirn) erhöht, um *gleichzeitig* die Aktivierungen in der Amygdala und Insel zu reduzieren. Dass diese Prozesse im Gehirn stattfinden, macht sich bei Ihnen dadurch bemerkbar, dass ein negatives Gefühl wie beispielsweise Angst nachlässt und in seiner Intensität abgeschwächt wird. Der Unterschied zum Unterdrücken besteht also darin, dass jetzt geistige Energie aufgewendet wird, um die Aktivität in emotionalen Zentren des Gehirns herabzuregulieren, was sich in einer tatsächlichen Reduktion der subjektiven Wahrnehmung des Gefühls widerspiegelt.

Der amerikanische Neurobiologe und Psychologe Richard Davidson (Davidson u. Begley 2012a) hat zudem zeigen können, dass es für unser emotionales Erleben auch darauf ankommt, welche Gehirnhälfte aktiver bzw. weniger aktiv ist. Eine Dominanz der linken Gehirnhälfte geht danach mit positiven Gefühlen einher, eine Asymmetrie zu Gunsten der rechten Hälfte ist hingegen mit dem häufigeren Erleben negativer Emotionen verbunden. Das haben nicht nur Läsionsstudien bestätigt, sondern auch eine Vielzahl von Untersuchungen mittels EEG (Elektroenzephalografie) gezeigt, mit denen sich die Hirnaktivität während der Regulation von Emotionen exakt bestimmen lässt. Während einer positiven Neubewertung scheinen speziell linke Areale des Kortex die rechte Amygdala zu hemmen. Davidson konnte nachweisen, dass tibetanische Mönche mit jahrzehntelanger Meditationspraxis eine deutliche Asymmetrie in Richtung des linken Stirnhirns zeigen, speziell wenn sie während der Meditation auf positive Emotionen (z. B. Empathie)

Gehirnaktivität bei Neubewertung

Linke vs. rechte Gehirnhälfte

fokussierten. Menschen mit Burnout hingegen weisen eine Verminderung der Aktivität in linken präfrontalen Arealen auf und sind damit weniger gut in der Lage, Emotionen zu hemmen oder zu regulieren bzw. sich in andere einzufühlen (Ochsner et al. 2002). Auch kommt es bei depressiven Menschen zu einer Erhöhung der Aktivität im vorderen Cingulum (wodurch alles stärker emotional eingefärbt wird).

Verschiedene Studien dokumentieren zudem, dass auch die Anwendung von Emotionsregulationsstrategien wie *Akzeptanz* (▶ Kap. 14) und *Problemlösen* (▶ Kap. 15) die Aktivierung im limbischen Netzwerk reduzieren. Solche Strategien vermindern zudem eine Überaktivität im Cingulum und in der Amygdala und verbessern das Zusammenspiel zwischen Stirnhirn und Mandelkern. Letzteres ist besonders wichtig, denn in einer Studie konnte gezeigt werden, dass je stärker (besser) die Konnektivität (»Kopplung«) zwischen Stirnhirn und Mandelkern ist, desto besser war die Gefühlsregulation, d. h. desto stärker war das subjektive Erleben einer Herabregulation negativer Emotionen beim Betrachten belastender Bilder bei den Versuchspersonen (Banks et al. 2007).

Grübeln führt hingegen zu einer Aktivierung des Mandelkerns *und* des Stirnhirns, wobei es zu einer unspezifischen Erregung im gesamten Gehirn kommt, ohne dass bestimmte Areale gehemmt werden. Das erklärt warum beim Grübeln immer mehr Gedanken aufsteigen, gleichzeitig aber auch die (meist negativen) Emotionen zunehmen. Grübeln stellt ja auch eine häufig verwendete Emotionsregulationsstrategie bei Depressionen dar (Barnow et al. 2013). Es ist deshalb sehr wichtig zu lernen, Grübeleien zu unterbrechen und die Grübelzeit zu reduzieren. Wie genau das geht, können Sie in ▶ Kap. 11 nachlesen.

> **Merke**
> Zusammenfassend lässt sich festhalten: Hilfreiche Emotionsregulationsstrategien wie Neubewertung, Problemlösen und Akzeptanz gehen mit einer erhöhten Aktivierung in (linken) präfrontalen Arealen einher (= kognitive Kontrolle), die wiederum zu einer verringerten Aktivierung in »emotionalen« Verarbeitungsgebieten (der Amygdala, Insel, Cingulum) führt und damit die emotionale Reaktion verändert. Weniger hilfreiche Strategien wie Grübeln und Unterdrückung von Gefühlen führen zwar zu einer Erhöhung der Aktivität (vor allem im rechten) Stirnhirn, gleichzeitig werden jedoch emotionsgenerierende Strukturen (vor allem der Mandelkern) *nicht* gehemmt, sodass es zu keiner Herunterregulierung emotionaler Reaktionen kommen kann. Das Zusammenspiel der limbischen (emotionalen) und kortikalen Strukturen scheint hierbei herabgesetzt zu sein, sodass ein optimaler Informationsaustausch und eine gelungene Regulation von Gefühlen nicht mehr möglich sind. (Ein Grund dafür, warum viele Patienten mit Burnout zunehmend ihre Fähigkeit verlieren, ihre Gefühle zu beeinflussen, ist u. a., dass das Zusammenspiel

> zwischen Stirnhirn und Mandelkern gestört ist.) Individuelle Unterschiede in der Fähigkeit der Gefühlsregulation und die Bedeutung der jeweiligen Strategien können also mittels fMRT veranschaulicht werden, ohne dass die Neurobiologie jedoch die Deutungshoheit hätte.

Hirnaktivitäten sind veränderbar!

Entscheidender ist jedoch, dass sie sich durch ein gezieltes Training verändern lassen. Ein Beispiel: Der Harvard Wissenschaftler Pascual-Leone konnte nachweisen, dass sich allein durch Imagination (also nur durch die Vorstellung) des Übens eines Klavierstücks bestimmte Bereiche des motorischen Kortex vergrößerten (dabei handelte es sich um Regionen, in denen die Finger repräsentiert sind). Dabei waren die Effekte unabhängig davon, ob die Versuchspersonen eine Woche lang das Klavierstück täglich tatsächlich übten oder sich nur vorstellten, es zu spielen (Davidson u. Begley 2012a).

Bildgebungsstudien spiegeln damit indirekt das wider, was im Buddhismus schon lange beschrieben ist: Ein unruhiger Geist kann nie mit Ruhe und Gelassenheit einhergehen, sondern führt zu Unruhe, Leid, Getriebenheit und zu einer suboptimalen Regulation der Gefühle. Aus buddhistischer Perspektive muss also über verschiedene Techniken (meist Meditation) gelernt werden, die Aktivität im Gehirn abzusenken und das Zusammenspiel der einzelnen Hirnregionen zu verbessern. Dies führt dann zu einer Beruhigung und Kontrolle unerwünschter emotionaler Reaktionen. Diese Vorstellungen konnten inzwischen durch fMRT Studien bestätigt werden: Mönche mit jahrelanger Meditationserfahrung weisen nicht nur eine deutliche Linkssymmetrie auf, sondern auch eine verbesserte Kopplung zwischen limbischen Strukturen und dem Stirnhirn (Davidson u. Begley 2012b).

Neu erlernte Emotionsregulationsstrategien wirken auf das Gehirn und umgekehrt

Die wichtigste Botschaft ist jedoch folgende: Was immer gerade falsch läuft, vieles lässt sich ändern, verbessern beziehungsweise trainieren. Unser Gehirn ist plastisch: Ändern Sie also Ihre Gefühlsregulation im positiven Sinne, wird sich das auch durch Umbauprozesse im Gehirn bemerkbar machen. Diese helfen Ihnen dann zunehmend, Ihre neuen Strategien anzuwenden, ohne groß nachdenken zu müssen. Äußeres und Inneres gelangt immer mehr in Harmonie, das ist es, was die Meditationsstudien zeigen. Nur muss man dazu nicht stundenlang meditieren, sondern im Grunde »nur« erlernen, die Gefühle achtsam und flexibel *im Alltag* zu regulieren, sodass sie nicht mehr als Störgrößen wirken.

Gefühle lassen sich beeinflussen!

© Springer-Verlag GmbH Deutschland 2018
S. Barnow, *Gefühle im Griff!*,
https://doi.org/10.1007/978-3-662-54637-6_7

Kann man Gefühle beeinflussen?

Beginnen wir mit einem einfachen Test: Beantworten Sie bitte die vier Fragen in ◘ Abb. 7.1 jeweils von 1 = »stimme überhaupt nicht zu« bis 5 = »stimme genau zu«, d. h. kreuzen Sie bei jeder Frage die entsprechende Zahl an (also eine 1, 2, 3, 4 oder 5 je nach Ausmaß der Zustimmung). Zum leichteren Ausfüllen siehe auch Arbeitsblatt 7.1 in ► Kap. 18.

Jetzt addieren Sie bitte die Werte der Fragen 1 und 4 und bilden den Summenwert (muss zwischen 2 und 10 liegen) und anschließend addieren Sie die Werte der Fragen 2 und 3 und bilden den Summenwert. Sollten Sie die Fragen 1 und 4 überwiegend positiv beantwortet haben (also einen Summenwert von 6 oder höher aufweisen), sind Sie wahrscheinlich der Überzeugung, dass Sie Ihre Gefühle beeinflussen können und damit Kontrolle darüber haben, was Sie wann und wie stark fühlen. Je höher der Wert, desto stärker ist diese Überzeugung. Dieses Gefühl der Kontrolle ist ausgesprochen hilfreich, wie wir folgend noch sehen werden.

Wenn Sie jedoch überwiegend nicht zugestimmt haben (Wert kleiner als 5), die Fragen 2 und 3 hingegen eher positiv beantwortet haben (Summenwert von 6 oder höher), dann gehen Sie wahrscheinlich eher davon aus, dass man Gefühle nicht oder nur schwer steuern kann. Dies kann problematisch sein, denn ein Gefühl der Nicht-Kontrolle bedeutet, dass Sie sich Ihren Gefühlen mehr oder weniger ausgesetzt fühlen.

Die Überzeugung, dass die eigenen Emotionen kontrollierbar sind, hat positive Auswirkungen

Der Emotionsforscher und Psychologe James Gross der Stanford Universität konnte zeigen, dass der obige Test vorhersagt, wie sich Studenten am Ende ihres ersten Semesters fühlen und wie groß ihr soziales Netzwerk sein wird. Die eigene Emotionstheorie (also die Überzeugung, ob Sie Ihre Gefühle beeinflussen können oder nicht) war dabei mit a)

Fragebogen zur Kontrollierbarkeit von Emotionen					
	stimmt überhaupt nicht				stimmt genau
1) Jeder kann lernen, seine Emotionen zu kontrollieren.	1	2	3	4	5
2) Wie hart sie es auch versuchen, Menschen können ihre Emotionen kaum verändern.	1	2	3	4	5
3) Die Wahrheit ist, dass Menschen wenig Kontrolle über ihre Emotionen haben.	1	2	3	4	5
4) Wenn jemand es will, kann er seine Emotionen ändern.	1	2	3	4	5

◘ **Abb. 7.1**   Fragebogen zur Kontrollierbarkeit von Emotionen

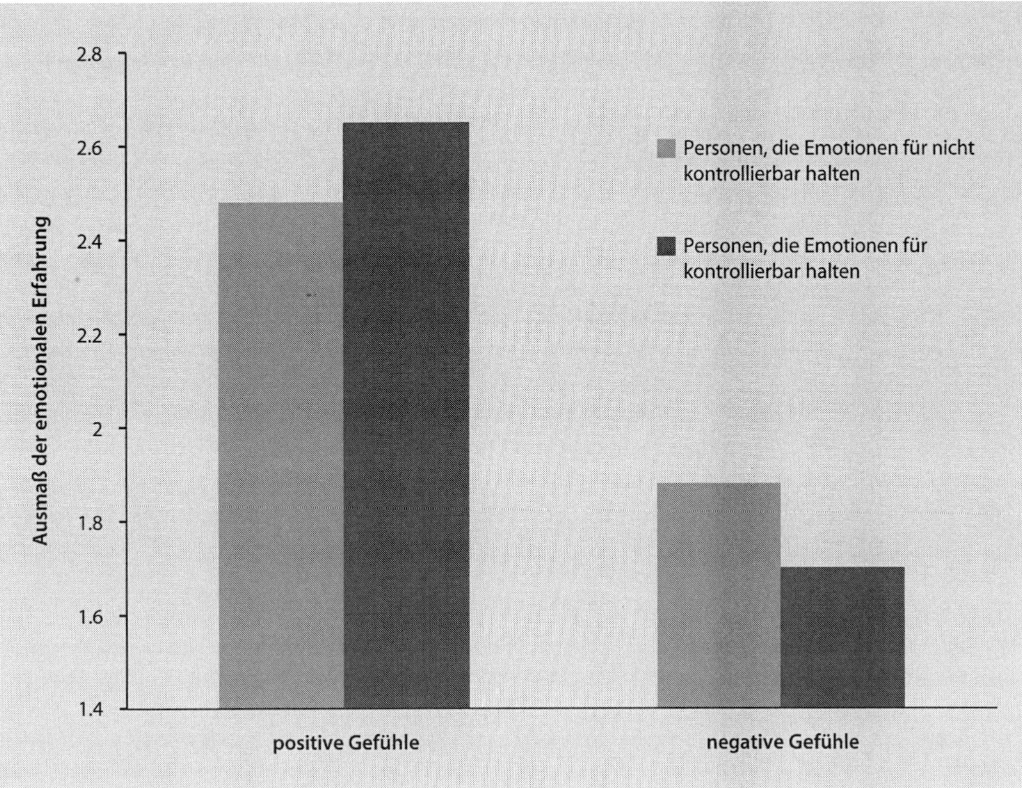

◘ Abb. 7.2 Ausmaß an positiven und negativen Gefühlen bei Studenten über das erste Semester in Abhängigkeit davon, ob diese davon überzeugt sind, dass Emotionen kontrollierbar oder nicht kontrollierbar sind (adaptiert nach Tamir et al. 2007 und übersetzt von Sven Barnow, mit freundlicher Genehmigung der APA). Hinweis: Diese Grafik erschien ursprünglich in englischer Sprache im Artikel »Implicit theories of emotion: Affective and social outcomes across a major life transition« von M. Tamir, O. P. John, S. Srivastava u. J. J. Gross, in der Zeitschrift Journal of Personality and Social Psychology, Volume 92, © 2007 by the American Psychological Association (APA), Washington. Die APA ist nicht verantwortlich für die Korrektheit der Übersetzung. Die Übersetzung darf ohne schriftliche Genehmigung durch die APA nicht reproduziert und verbreitet werden.

der Häufigkeit positiver und negativer Emotionen (◘ Abb. 7.2) und b) mit der Anzahl von Freunden während des ersten Semesters assoziiert. Mit anderen Worten: Je stärker die Studienteilnehmer davon überzeugt waren, ihre Emotionen beeinflussen und kontrollieren zu können, desto mehr positive Gefühle und desto weniger negative Emotionen hatten sie am Ende des ersten Semesters. Außerdem berichteten sie von einem größeren sozialen Netzwerk und fühlten sich körperlich gesünder im Vergleich zu den Studenten, die der Überzeugung waren, wenig Einfluss auf ihre Emotionen zu haben (Tamir et al. 2007).

Die Überzeugung, dass Emotionen kontrollierbar sind, scheint also von Vorteil zu sein. Das ist auch verständlich, denn Befunde aus der Stressforschung belegen, dass das Ausmaß an Kontrollierbarkeit eines Ereignisses wesentlich dafür ist, ob jemand negativen Stress erlebt oder nicht. Ob Sie etwas als kontrollierbar empfinden, hat dabei einerseits mit der Art des Erlebnisses zu tun (also Schwere, Intensität), andererseits aber auch damit, wie Sie Ihre eigenen Fähigkeiten zur Bewältigung des Ereignisses einschätzen (Lazarus 1999). Bezogen auf den obigen Test ist es wahrscheinlich so, dass Personen, die angeben, ihre Emotionen gut regulieren zu können, davon überzeugt sind, dass sie über ausreichend gute Strategien und Wissen verfügen und/oder sich nicht von ihrem emotionalen Erleben überfordert (gestresst) fühlen. Möglicherweise erleben sie aber auch einfach seltener heftige emotionale Zustände. Borderline Patienten, mit denen ich mich seit vielen Jahren intensiv beschäftige, zeichnen sich durch das andere Extrem aus. Sie glauben nämlich, ihre Gefühle nicht regulieren zu können. Dies geht mit der Erfahrung einher, dass Gefühle extrem schwanken und somit als unkontrollierbar erlebt werden. Um nun mit den intensiven Anspannungszuständen umgehen zu können, schneiden oder verletzen sich diese Patienten manchmal heftig. Sie erzeugen damit einen starken Reiz (Schmerz), der sie vom Gefühl ablenkt oder ihnen die Möglichkeit gibt, sich wieder zu spüren und damit Kontrolle über das Gefühl zu erlangen. Jonny Cash hat das in seinem Lied »Hurt« eindrucksvoll beschrieben:

> I hurt myself today to see if I still feel.
> I focus on the pain, the only thing that´s real.
> The needle tears a hole, the old familiar sting.
> Try to kill it all away, but I remember everything!

Sie können Ihre Gefühle beeinflussen!

Merke
Zusammenfassend zeigt sich also, dass es hilfreich ist, die Überzeugung zu haben, dass sich Gefühle regulieren lassen. Denken Sie auch daran, dass Gedanken und Überzeugungen Gefühle maßgeblich beeinflussen. Die Überzeugung der nicht Kontrollierbarkeit bereitet meist Angst. Sollten Sie also im Test zu Beginn des Kapitels zu denen gehören, die glauben, Emotionen lassen sich kaum oder wenig beeinflussen, wäre der erste Schritt, diese Einstellung zu ändern. Machen Sie sich klar, dass Emotionen eine Wirkung *aufgrund eines Anlasses oder einer Ursache* (die Ihnen nicht immer bewusst sein muss) darstellen. Sie können also entweder die Ursachen beeinflussen oder aber Ihre Gefühle so regulieren, dass Sie an Intensität abnehmen und positive Gefühle zunehmen.

(Negativer) Stress, emotionales Erleben und Wohlbefinden: die Bedeutung der Gefühlsregulation

Nichts belebt und nichts zerstört einen so sehr wie Emotionen. (Joseph Roux; aus: Consedine, 2008, S. 676)

Die physiologische Stressreaktion

Unser Körper reagiert auf negative Belastungen mit einer rasch einsetzenden physiologischen Stressreaktion auf endokriner und neuronaler Ebene, die uns bei der Bewältigung des Stresses behilflich sein soll. Diese Reaktion beinhaltet die vermehrte bzw. verringerte Ausschüttung bestimmter Hormone (vermehrt z. B. Adrenalin und Kortisol; verringert z. B. Insulin), die zu einer Mobilisierung von Energie und einem damit assoziierten erhöhten Herzschlag und Blutdruck führen. Diese hilfreiche körperliche Reaktion auf Stress erlaubt es uns, schnell und mit maximaler Energie zu reagieren, bringt jedoch ebenso Risiken mit sich, sobald sie chronisch aktiviert wird. Grundsätzlich ausschlaggebend für stressbedingte Gesundheitsprobleme sind also nicht so sehr kurze Emotionen, die dann rasch wieder abklingen, als vielmehr langandauernde negative Stimmungszustände und Gefühle, weil es hierbei zu sich wiederholenden Aktivierungen negativer Feedbackschleifen kommt.

Chronische Über- und Unterforderungen sind problematisch

Von problematischem Stress sprechen wir aber nur dann, wenn zu wenige oder zu viele Anforderungen an uns gestellt werden, also eine chronische Über- oder Unterforderung auftritt. Leistungsfähigkeit und Stress hängen dementsprechend auch wie ein umgekehrtes U zusammen (◘ Abb. 8.1).

Der Dirigent Mariss Jansons drückt das in einem Interview (Jansons 2013) so aus: »Wenn man Hemmungen und Angst hat, kann man nicht arbeiten.« Beispielsweise erlebe ich häufig Patienten, die sich stark gestresst fühlen, weil die Anforderungen, die sie für ein gutes Aktivitätslevel benötigen, nicht gegeben sind. So berichtete eine Patientin, dass sie erst in einer Arbeitsphase, die sie als unterfordernd und sinnlos erlebte (sie war Ärztin und musste ein Forschungspraktikum absolvieren, das sie jedoch als langweilig und wenig sinnvoll empfand) Symptome

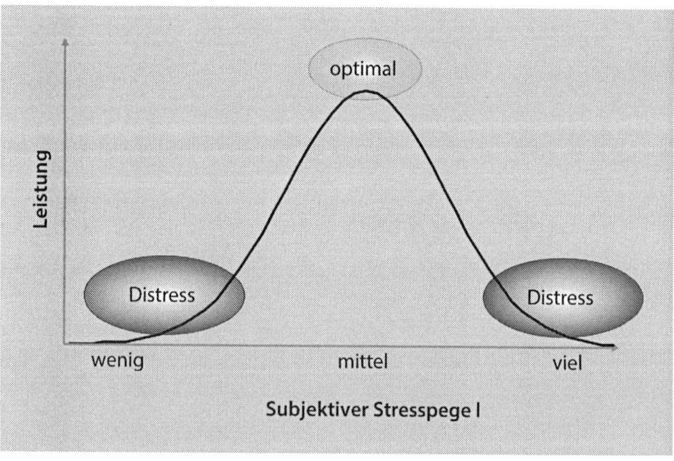

◘ **Abb. 8.1**   Zusammenhang zwischen Stress und Leistung: Auch dauerhafte Unterforderung führt zu einer Stressreaktion und vermindert die Leistungsfähigkeit.

eines Burnouts entwickelte. Die Symptome waren durchaus dramatisch. Einige meiner Patienten haben dafür den Begriff »Bore-out« geprägt. Das hat durchaus Sinn, denn auch das Fehlen von Annäherungszielen und damit positiven Emotionen ist problematisch, insbesondere wenn die daraus resultierenden negativen Emotionen nicht adäquat reguliert werden können und Grübeleien oder Vermeidung einsetzt. So konnte eine aktuelle Studie zeigen, dass Arbeitslosigkeit und Unterforderung wesentlich Lebenszufriedenheit verringern (Headey et al. 2010).

Am häufigsten kommt es jedoch dann zu einer chronischen Stressreaktion, wenn eine psychologische (beispielsweise Erleben von geringer Kontrollierbarkeit) und weniger physiologische (also durch tatsächlich von außen kommende Anforderungen) Überforderungssituation auftritt, die zudem noch dauerhaft anhält und für die es keine Lösung zu geben scheint. Physiologischer Stress (z. B. körperliche Belastungen) wirkt sich nämlich meist weniger dramatisch auf unsere Gesundheit aus als psychologischer Stress! Massiver *psychologischer Stress* könnte beispielsweise dann entstehen, wenn eine Situation dauerhaft als unkontrollierbar empfunden wird (beispielsweise chronischer Schmerz, Lärm). Die angemessene Regulation der daraus resultierenden Emotionen ist dann extrem wichtig. Ob ein dauerhafter Stressor zu psychischen und körperlichen Problemen führt, ist stark davon abhängig, *wie* Sie die damit einhergehenden Gefühle regulieren. Die angemessene Regulation von Emotionen ist also insbesondere bei psychologischem Stress wichtig.

Ein Beispiel: Sie werden unverschuldet arbeitslos (die Firma musste Insolvenz anmelden). Sie fühlen sich verständlicherweise trotzdem schlecht (traurig, ängstlich, leer usw.). Ihnen fehlt die Anerkennung Ihrer jahrelangen Tätigkeit. Jetzt sind Sie zum Bittsteller geworden. Was soll werden? Auf dem Amt werden Sie schlecht behandelt und kommen sich wie ein Versager vor.

Variante 1 Sie beginnen zu Grübeln und fragen sich, warum es gerade Sie getroffen hat. Sie ziehen sich zurück, Ihr Selbstwert sinkt. Sie fühlen sich nutzlos und sind hoffnungslos. Das Grübeln verstärkt die damit einhergehenden negativen Emotionen, Rückzug und Vermeidung führen zu Isolation und Antriebslosigkeit. Das Gefühl der Nicht-Kontrolle verstärkt Ärger und Wut und Sie verbittern zunehmend. Sie fokussieren Ihre Wut auf den Staat, der Ihnen nicht hilft, und auf die Ungerechtigkeit in der Welt. Sie versinken in Selbstmitleid, die Freunde ziehen sich zurück, weil Sie immer häufiger Klagen und negative Emotionen zeigen und es keine Freude bereitet, mit Ihnen zusammen zu sein.

Variante 2 Sie spüren Ihre negativen Emotionen, Ihre Trauer und Wut. Sie akzeptieren diese erst einmal als normale Reaktionen. Sie versuchen dann jedoch, die Situation neu zu bewerten: War wirklich alles so toll auf der Arbeit? Ist das vielleicht auch eine Chance, etwas Neues zu beginnen? Sie können eine Menge für sich tun. Sie bleiben aktiv, erkundigen sich, lernen um, beziehen Ihren Freundeskreis mit ein. Sie geben diesem Ereignis nachträglich einen Sinn, indem Sie es als neue

Psychologischer Stress erfordert eine angemessene Emotionsregulation

Beispiel: Menschen reagieren unterschiedlich auf psychologischen Stress

Chance begreifen. Oder sie lernen, ein einfaches, kontemplatives Leben zu führen. Solange Sie aktiv bleiben, geht es weiter, es ergibt sich etwas anderes, neues.

Es ist mir durchaus klar, dass dieses Beispiel sehr plakativ und holzschnittartig ist, aber es sollte Ihnen exemplarisch verdeutlichen, dass Menschen in der gleichen Situation unterschiedlich reagieren. Die amerikanische Stressforscherin Kelly McGonigal beschreibt sogenannte »mindsets«, die einen wesentlichen Einfluss darauf haben, wie Stress sich auswirkt (Lesetipp: McGonigal 2012). Die einen wachsen oder überwinden die Krise rasch, die anderen werden depressiv und verbittern. Person eins neigt möglicherweise zum Grübeln, zum Beschuldigen anderer, zu Nicht-Akzeptanz und Vermeidung. Das sind alles Strategien, die eine starke Assoziation mit Depression aufweisen (Barnow et al., 2013). Person zwei ist auch erst einmal betroffen, bewertet dann jedoch die Situation neu, akzeptiert den Schicksalsschlag und geht in einen Problemlösemodus über. Diese Strategien sind meist hilfreich bei der Bewältigung von Schicksalsschlägen und dem Umgang mit daraus resultierenden negativen Emotionen.

Langanhaltende negative Emotionen führen zu körperlichen Beeinträchtigungen

Kommt es zu dauerhaftem Stresserleben und daraus resultierenden negativen Gefühlen wie Angst und Depression, kann das auch für den Körper negative Folgen haben. Seele und Körper werden oft getrennt voneinander betrachtet, was durch die Schulmedizin befördert wird. Andererseits dokumentieren unzählige Studien, dass Körper und Psyche zusammenwirken. Der Körper signalisiert oft schon Probleme, bevor die Psyche reagiert. Kopf-, Rückenschmerzen, Magen-Darm-Probleme, kalte Hände, Bluthochdruck, Schlafstörungen und andere körperliche Probleme treten meist vor einem Burnout auf. Ihr Körper weiß ziemlich genau, was gut für Sie ist, leider ignorieren die meisten dies. Zahlreiche Studien belegen zudem den Zusammenhang zwischen negativen Emotionen und einem erhöhten Risiko für koronare Herzerkrankungen (Everson-Rose u. Lewis 2005). In einer Übersichtsarbeit dokumentiert der Stressforscher Nathan Consedine (2008), dass das erhöhte Risiko für koronare Herzerkrankungen durch lang anhaltenden Ärger, Angst und Depression vermittelt wird. Immunerkrankungen gehören ebenso zu den Folgen andauernder negativer Emotionalität, da das Immunsystem supprimiert (also unterdrückt) wird. Meist treten assoziierte Störungen erst dann auf, wenn der Stress etwas nachlässt und die Stresshormone abflauen.

Positive Emotionen und eine intelligente Emotionsregulation wirken sich positiv auf Ihre Gesundheit aus

Zusammenfassend lässt sich sagen, dass eine ausgeprägte negative Emotionalität langfristig zu schlechterer Gesundheit und sogar Krankheit führen kann. Diese Befunde sollten Sie jetzt jedoch nicht in Angst und Schrecken versetzen. Die Zusammenhänge sind nicht kausal und zwingend und Sie können ja nun damit beginnen, etwas für sich zu tun. Deshalb möchte ich an dieser Stelle nicht weiter auf diese Befunde eingehen, sondern Ihnen eher den Nutzen einer intelligenten Gefühlsregulation verdeutlichen. Diese führt nämlich, wie bereits erläutert, zu mehr positiven Gefühlen und Gelassenheit. Eine gewisse Entspanntheit und stabile positive Emotionen senken das Risiko für koronare Herzerkrankungen und Tod durch Herzversagen (Kubzansky u. Thurston 2007;

Pitkala et al. 2004). Personen mit besseren Fähigkeiten, ihre Gefühle zu regulieren, zeigten beispielsweise nach etwa 13 Jahren ein verringertes Risiko, an einem Herzinfarkt zu versterben. Ältere Personen mit positiver Grundstimmung überleben schwierige Operationen häufiger, zeigen kürzere Krankenhausaufenthalte und müssen generell seltener ins Krankenhaus. Optimismus schützt nahezu vor allen Gebrechen und geht mit einer deutlich höheren Lebenserwartung einher. Hoffnung führt zu längeren Überlebensraten bei Krebspatienten und positive Emotionen beeinflussen generell die Körperphysiologie günstig und führen ganz speziell zu einer verbesserten Hormonproduktion und

Merke

Zusammenfassend wird deutlich: Es kann nicht ausschließlich das Ziel sein negative Emotionen seltener zu verspüren, sondern auch positive Gefühle häufiger zu erleben. Es wäre allerdings zu kurz gegriffen, zu behaupten, dass Gesundheit schlicht durch die Verringerung negativer Emotionen und die Förderung positiver Emotionen herbeigeführt werden kann. So können negative Gefühle bzw. das Teilen dieser mit anderen Menschen zu vertieften und engen Beziehungen führen (Reis 2001) und im weiteren Verlauf wiederum zu positiven Gefühlen. Ein Beispiel: Die Vermischung von Tränen und Lachen als Umgangsweise mit Erkrankungen und Traumata sowie der offene Umgang mit diesen Gefühlen führt zu positiven Gesundheitseffekten. Negative Emotionen sind also nicht per se schlecht (deshalb brauchen wir auch keine »Happiness-Kultur«), sondern es geht vielmehr darum, ein gutes Gleichgewicht zu erlangen. Die Happiness-Jünger vermitteln gern den Eindruck, dass das Leben aus Glück und Flow (einem energetischen, konzentrierten positiven Aktivitätszustand) bestehen sollte. Meiner Auffassung nach setzt dies viele Menschen stark unter Druck. Muss die Arbeit tatsächlich Spaß machen? Oder reicht es nicht, sie als notwendigen Broterwerb zu sehen, wenn andere Aktivitäten einfach mehr Freude bereiten? Muss man sich schlecht fühlen, wenn man nicht dreimal wöchentlich Sex hat oder mindestens 128 Freunde auf Facebook vorweisen kann? Beginnen wir nicht wieder eine Debatte über eine Happiness-Gesellschaft, die mit dem Alltag wenig zu tun hat? Lassen Sie sich dadurch nicht unter Druck setzen und versuchen Sie nicht »happy« zu sein. Stattdessen sollen Sie sich in Ihrer Haut wohl fühlen und das Gefühl der Kontrolle über sich und Ihre Gefühle erleben. Dazu gehört auch, sich vereinzelt melancholisch, traurig oder ängstlich zu fühlen. Schließlich sind wir keine Spaßautomaten.

> Das Zusammenspiel von positiven und negativen Gefühlen

Immunparametern (Übersicht zu diesen Befunden in Consedine 2008; Sapolsky 2004).

Gefühle im Griff mit dem
8-Wochen-Programm

Genau darum geht es nun in den folgenden Kapiteln: Wie bekommen Sie Ihre Gefühle »in den Griff«, ohne sich unter Druck setzen zu lassen oder sich gesellschaftlichen Trends unreflektiert zu unterwerfen? Welche Strategien sind wann hilfreich? Schritt für Schritt führe ich Sie durch ein 8-Wochen-Programm. Wir beginnen mit der Diagnostik. Wo stehen Sie im Moment? Das heißt, liegt Ihr Verhältnis von positiven und negativen Emotionen im Rahmen dessen, was andere berichten? Wie regulieren Sie Ihre Gefühle? Verwenden Sie eher aktive Strategien (beispielsweise Neubewerten) oder passive Strategien (u. a. Grübeln, Unterdrückung von Gefühlen). Entscheidend für die Wirksamkeit des Selbsthilfeprogrammes ist, dass Sie sich Zeit dafür nehmen. Natürlich können Sie es einfach nur Überfliegen und vielleicht den einen oder anderen Aha-Effekt mitnehmen. Ändern wird das jedoch nichts. Gewohnheiten sind sehr stabil, sie greifen schnell wieder um sich und beherrschen Ihr Handeln. Neues Verhalten (hier Emotionsregulation) lässt sich nur durch stetiges Üben erreichen. In der Regel benötigt unser Gehirn etwa 2–3 Monate täglichen Übens, bis sich neue Gewohnheiten ausbilden und damit auch Einfluss auf Ihr Befinden nehmen. Deshalb ist es sehr wichtig, die vorgeschlagenen Übungen in den Alltag zu integrieren. Sie benötigen dafür etwa 15–20 Minuten pro Tag, an den Wochenenden haben Sie frei! Grübeln Sie nicht darüber nach, ob Ihnen das etwas bringen wird, oder über Sinn und Unsinn einzelner Übungen, *tun Sie es einfach!* Machen Sie sich klar: Ihr Gehirn funktioniert ähnlich wie Ihre Muskeln, wer schneller werden will, muss täglich laufen, mehr Muskeln kommen nur dadurch zustande, dass Sie mehr trainieren. Sind Sie motiviert? Dann lassen Sie uns anfangen.

Gefühlsregulation trainieren: ein 8-Wochen-Programm

Eine kurze Einführung

© Springer-Verlag GmbH Deutschland 2018
S. Barnow, *Gefühle im Griff!*,
https://doi.org/10.1007/978-3-662-54637-6_9

Für alle, die ihre Emotionsregulation verbessern wollen

Ungeeignet für die Behandlung schwerer psychischer Störungen

Übung und Geduld!

Der 8-Wochen-Kurs (mit den jeweiligen Übungen und Tests) ist für alle geeignet, die ihre Emotionsregulation verbessern bzw. optimieren wollen. Er ist auch als Prophylaxe gedacht, da eine flexible, intelligente Gefühlsregulation psychische Probleme, selbst in problematischen Lebenssituationen, verhindern helfen kann.

Ungeeignet als alleinige Therapie ist dieses Programm jedoch für Personen mit sehr schweren Depressionen oder Psychosen. In diesem Falle sollten Sie einen Psychiater oder Psychotherapeuten aufsuchen. Wenn Sie sich auf dieses Programm einlassen, tun Sie es bitte voll und ganz. Hinterfragen Sie nicht die einzelnen Übungen und glauben Sie nicht, dass Sie diese nicht brauchen oder die Hälfte der Zeit zum Üben ausreicht. Haben Sie hingegen nicht den Anspruch, Ihre Gefühlsregulation zu verändern, sind aber am Thema interessiert, sollten Sie die folgenden Kapitel –– je nach Interesse –– lesen und als Anregung nutzen. Jedes Kapitel steht für sich, sodass auch einzelne Abschnitte getrennt voneinander studiert werden können.

Bedenken Sie jedoch: Erfolg im Sinne eines verbesserten Umgangs mit negativem Stress und gesteigertem Wohlbefinden (sowohl körperlich als auch seelisch) werden Sie mit diesem Programm vor allem dann haben, wenn Sie sich voll und ganz darauf einlassen. Sie benötigen etwa 20 Minuten Zeit pro Tag für die nächsten 8 Wochen, danach reicht es, das Wissen und die Übungen ganz automatisiert in den Alltag zu integrieren. Merken Sie jedoch, dass Sie wieder in Ihre alten Gewohnheitsmuster zurückfallen, holen Sie das Buch erneut heraus und führen den Kurs oder bestimmte Abschnitte noch einmal durch. Wiederholen Sie dies so oft, bis sich die neuen Strategien ganz automatisiert haben. Sie merken das daran, dass Sie sich gelassener und generell wohler und entspannter fühlen, vor allem in Situationen, in denen sie früher vielleicht besonders stark von Gefühlen überwältigt waren. Außerdem werden Stresssymptome, sofern sie bereits auftreten, nach und nach verschwinden oder zumindest an Intensität und Frequenz abnehmen. Sie werden zudem weniger emotional verletzlich sein. Es empfiehlt sich, das Buch ab dieser Stelle Woche für Woche zu lesen, sodass sich das Wissen festigt. Seien Sie geduldig! Lesen Sie erst weiter, wenn Sie die Informationen und Übungen der vorangegangenen Woche sicher beherrschen. Viel Erfolg!

Woche 1: Gefühle entdecken und Ihre Emotionsregulation erkunden!

Gefühle wahrnehmen und
beschreiben!

In der ersten Woche geht es darum, dass Sie sich selbst dabei »erwischen«, wie Sie Ihre Gefühle regulieren. Außerdem sollen sie lernen, Emotionen wahrzunehmen und sie genau zu benennen. Das ist ganz zentral, denn nur das, was Sie erkennen, können Sie auch beeinflussen.

Es ist sehr wichtig, dass Sie sich immer wieder bewusst machen, was Sie gerade fühlen, ohne allerdings dies sofort zu bewerten. Hierbei geht es nicht darum, sich ständig zu beobachten und jederzeit das Gefühl präsent zu haben. Manchmal kann es durchaus sinnvoll sein, Emotionen für eine Weile auszublenden und die Aufmerksamkeit auf Äußeres zu richten. Es geht vielmehr darum, Gefühle zuverlässig wahrzunehmen und beschreiben zu können. Bei negativen Emotionen geht es darum, sich zu verdeutlichen, was sie signalisieren und welche Möglichkeiten zur Verfügung stehen, diese Signale zu verstehen und zu berücksichtigen. Negative Emotionen sollen beispielsweise nicht dazu führen, handlungsunfähig zu werden oder dazu, dass sie jegliche Art von Anspannung oder ängstlicher Erregung vermeiden (was viele Angstpatienten versuchen). Viele meiner Patienten antworten beispielsweise auf die Frage, wie sie sich fühlen mit: »angespannt«. Dies spiegelt genau diesen Zustand wider: Die eigentliche Emotion ist nicht spürbar, kann nicht benannt werden, stattdessen fühlt es sich gespannt und bedrohlich an. Dieses Anspannungsgefühl resultiert daraus, dass unentdeckte Emotionen (z. B. Angst oder Ärger) im Unterbewusstsein weiter auf uns einwirken und körperliche Prozesse wie angespannte Muskeln, einen flachen Atem oder einen erhöhten Blutdruck bedingen. Diese Körpersignale werden nun wiederum vom Gehirn verarbeitet und interpretiert. Sie deuten auf eine bedrohliche Situation hin und genau das spüren wir! Durch das Erkennen von Emotionen und Stimmungen können Sie bereits dazu beitragen, dass diese Kaskade unterbrochen wird, da Sie nun zumindest schon verstehen, warum sich das alles so bedrohlich anfühlt. Ist das Gefühl benannt, lässt sich auch etwas dagegen unternehmen. Durch eine erfolgreiche Regulation lernen Sie wiederum, dass Sie Ihren Gefühlen nicht ausgesetzt sind, nach und nach werden Sie kompetenter und sicherer und lassen sich durch negative Gefühle immer weniger verunsichern.

Der erste Schritt auf dem Weg, Gefühle zu verstehen, besteht also darin, die Zeichensprache der Gefühle zu erlernen. Gefühle sind unser wichtigstes Signalsystem. Sie sind unbestechlich und führen uns vor Augen, ob wir momentan an unseren Bedürfnissen vorbeileben (und also etwas ändern sollten) oder nicht. Wie bereits angedeutet, lassen sich Gefühle in verschiedene Bestandteile unterteilen, denn sie beinhalten immer mehrere Erlebensbereiche:

Gefühle bestehen aus
verschiedenen Komponenten

- die gedankliche Ebene (z. B. Katastrophengedanken, Erinnerungen),
- die subjektive Erfahrung (welche Emotion erlebe ich wie heftig?),
- die körperliche Ebene (z. B. Anspannungen, Zittern, Herzrasen, Schwitzen, Mundtrockenheit, aber auch Entspannung, angenehmes Erregungsgefühl usw.)
- die Handlungsebene (z. B. Flucht, Angriff, Rückzug, Resignation, Annäherung) (■ Abb. 10.1)

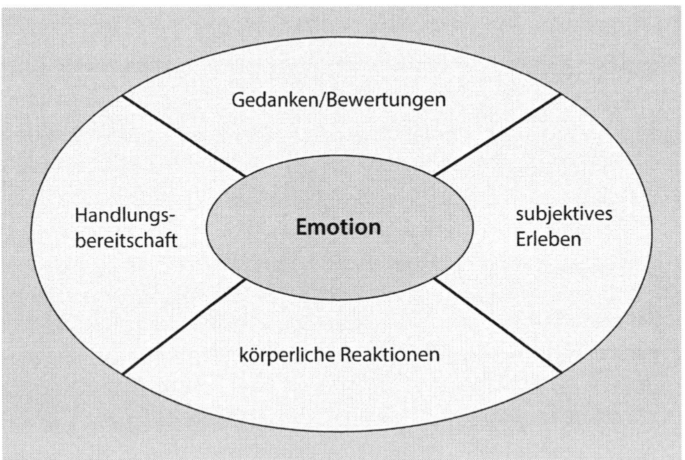

◘ **Abb. 10.1**   Emotion: Komponenten (aus: Lammers, C.-H. 2007: Emotionsbezogene Psychotherapie. Grundlagen, Strategien und Techniken (1. Aufl.). Stuttgart: Schattauer, S. 337. Mit freundlicher Genehmigung des Schattauer Verlags.

Mit der *subjektiven Erfahrung* ist die emotionale Tönung gemeint, also das, was Sie ganz persönlich empfinden. Nicht immer ist das subjektive Erleben wirklich so eindeutig benennbar. Oft fühlt es sich einfach nur schlecht an oder Sie fühlen sich angespannt oder gar leer. Bei jedem Gefühl treten meist typische, auf diese Emotion hindeutende *Gedanken* auf. Ein Beispiel: Sie werden am Arbeitsplatz vor aller Augen durch den Chef »niedergemacht«. Typische Gedanken wären dann: »Wie kann der es wagen, mich so zu behandeln«, »Ich fühle mich wie ein Kind, klein und hilflos«. Diese Gedanken werden begleitet von einem *körperlichen Erleben*, wie z. B. Herzklopfen, Zittern oder starker Anspannung. Außerdem empfinden wir den Drang zu einer *Handlung* oder Reaktion, den wir unter anderen Umständen und in einer anderen Stimmung nicht erlebt hätten (z. B. die Tendenz, die Wut zu unterdrücken oder anzugreifen). In unserem Beispiel könnte man reagieren, indem man den Chef beleidigt oder beschimpft (was in diesem Kontext problematisch wäre) oder sich verletzt zurückzieht (wahrscheinlicher). Das Gefühl, Ihre Gewohnheiten, Ihr Temperament und der soziale Kontext geben vor, wie Sie sich verhalten werden. Andererseits bestimmt auch Ihre Persönlichkeit Ihr Erleben mit. Sind Sie beispielsweise eher der emotionale Typ, dann werden Sie Ihren Ärger irgendwie zeigen müssen, das kann auch später sein, wenn Sie anderen sehr emotional von dem Ereignis berichten. Je intensiver eine Emotion ist, desto stärker sind auch die subjektiven Bewertungen, Gedanken, die körperlichen Empfindungen und der Handlungsdruck, der mit der Emotion einhergeht.

Ein Beispiel für die Beschreibung eines Gefühls könnte so aussehen: »Vor einigen Wochen hat mich mein Chef vor meinen Arbeitskollegen

4 Ebenen: subjektives Erleben, Gedanken, körperliches Erleben und Verhaltenstendenzen

Beispiel: Beschreibung eines Gefühls

heftig kritisiert. Diese Kritik habe ich als unverständlich empfunden und daher war ich sehr wütend. Mein Herz raste, mein ganzer Körper hat begonnen zu zittern und meine Muskeln haben sich verkrampft. Ich war wie gelähmt und konnte – obwohl ich eigentlich am liebsten zum Gegenangriff übergegangen wäre – nichts tun. Danach habe ich wieder und wieder diese Situation durchgespielt und mir überlegt, was ich alles zu meiner Verteidigung hätte sagen können.«

In diesem Fall erleben Sie starke Wut, müssen diese aber wegen dem Kontext (es ist schließlich Ihr Chef) unterdrücken. Dies führt zu erheblichen Spannungszuständen, denn die Emotion verschwindet nicht, im Gegenteil, jetzt kommt noch Scham und Hilflosigkeitserleben dazu (Gedanke: »Ich bin dumm, kann mich nicht wehren, warum habe ich nicht das oder jenes gesagt« usw.). Um irgendwie mit diesen Gefühlen umzugehen, beginnen Sie nun zu grübeln. Sie inszenieren die Situation sozusagen im Kopf noch einmal, mit dem Ziel, eine angemessene Reaktion zu fantasieren. Allerdings hilft Ihnen das nicht weiter, wie wir wissen, im Gegenteil, durch das Grübeln erleben Sie die schambesetzte Ärgerreaktion wieder und wieder und das versetzt Sie zunehmend in eine noch schlechtere Stimmung. Wie wir später sehen werden, ist Grübeln (hier Rückwärtsgrübeln, weil ein vergangenes Erlebnis immer wieder »hochgeholt« wird) nicht hilfreich, sondern problematisch. Abbildung 10.2. veranschaulicht noch einmal ganz schematisch eine typische Ärgerreaktion mit anschließendem Grübeln (◨ Abb. 10.2).

An der Körperreaktion und Handlungstendenz können Sie also schon gut erkennen, dass Sie a) gerade eine Emotion erleben und b) um welche es sich handelt, selbst wenn die subjektive Erfahrung ("Was passiert da gerade mit mir?") fehlt. Sie werden staunen, wie gut das geht und wie hilfreich es ist, das Gefühl überhaupt erst einmal zu benennen. Um Ihnen noch ein wenig zu helfen, sind in der folgenden Tabelle typische Gedanken, körperliche Reaktionen und Verhalten für verschiedene Gefühle aufgelistet.

Gefühl	körperliche Reaktionen	Gedanken	Verhaltensweisen
Ärger/Wut	Zittern, Herzrasen, Blutdruck steigt, angespannte Muskulatur	»Ich wurde unfair behandelt.«	Angriff (»Zurückschlagen«)
Furcht/Panik	Schwitzen, Zittern, schneller Herzschlag	»Ich könnte meinen Arbeitsplatz verlieren.«	Flucht oder Erstarrung
Trauer	Erschöpfung, Weinen, Schmerz/ Enge in der Brust	»Ich habe einen der wichtigsten Menschen in meinem Leben verloren.«	Rückzug/ Verkriechen oder soziale Unterstützung suchen

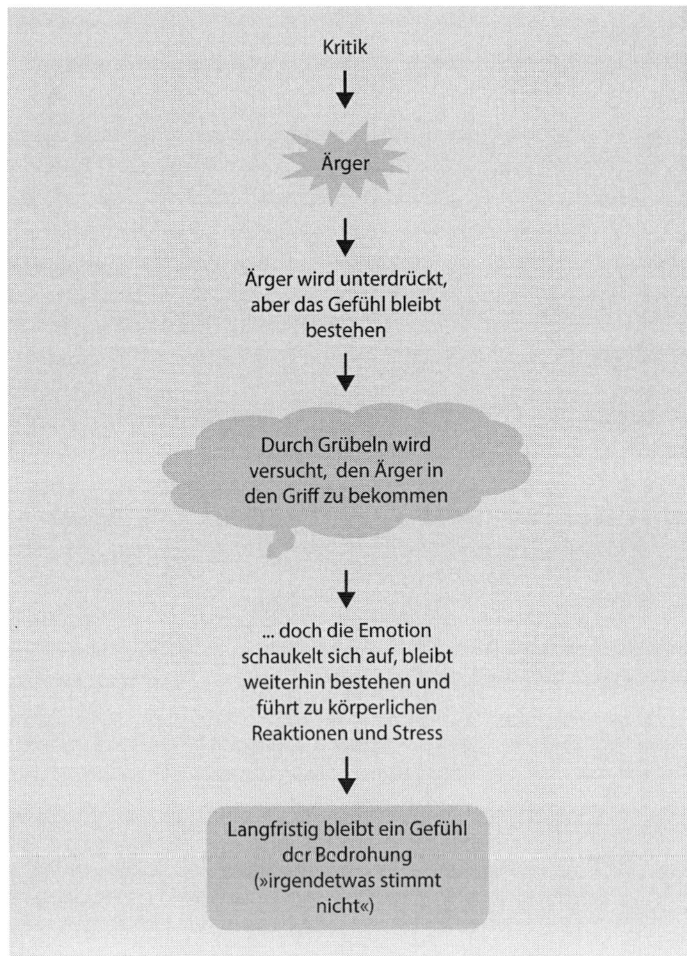

Abb. 10.2   Eine typische Ärgerreaktion und ihre negativen Folgen

Versuchen Sie nun ein eigenes Beispiel zu finden. Wann waren Sie zum letzten Mal wirklich wütend, traurig oder fühlten sich schuldig? Wie fühlte sich das an? Wie reagierten Sie gedanklich, körperlich? Welches Verhalten zeigten Sie? Ist das ein typisches Muster bei Ihnen? Reagieren Sie in ähnlichen Situationen genauso? Hierbei geht es erst einmal noch nicht darum, schon eine geeignete Reaktion zu diskutieren, sondern lediglich darum, erst einmal festzustellen, was Sie fühlen. In unserem Beispiel könnte das Ärger, aber auch Angst sein. Je nachdem, welches Gefühl im Vordergrund stünde, hätte das wesentliche Konsequenzen dafür, wie Sie damit umgehen sollten (siehe dazu die folgenden Kapitel).

■ **ÜBUNG**

Zerlegen Sie eine emotionale Situation in ihre vier Komponenten, das hilft Ihnen dabei, die jeweilige Emotion zu entschlüsseln. Wichtig dabei ist jedoch, dass Sie dies ohne zu bewerten oder zu analysieren tun, also nur beschreibend:

Auslösende Situation:

____

____

____

Subjektives Gefühl:

____

____

____

Gedanke:

____

____

____

Körperliche Reaktion:

____

____

____

Verhalten:

____

____

____

Beschreiben Sie Ihre Gefühle so genau wie möglich!

Das Wissen um die verschiedenen Komponenten eines Gefühls stellt den ersten Schritt dar, Ihre Gefühle genauer wahrzunehmen und diese im weiteren Verlauf erfolgreich regulieren zu können. Denn Einschätzungen wie »Ich fühle mich schlecht« oder auch »gut« sind viel zu grob und helfen nicht weiter. Lernen Sie also erst einmal Ihre Gefühle genauer zu bestimmen: anstatt »angespannt« könnten Sie sagen »Ich fühle mich ängstlich« (dann ist es leichter herauszufinden, was Sie ängstigt); statt »schlecht« sagen Sie besser: »Ich fühle mich traurig, desinteressiert oder ausgebrannt« oder was immer Ihr Gefühl ist. Später können Sie auch schauen, wie Sie mit solchen Gefühlen üblicherweise umgehen: Grübeln Sie häufig (▶ Kap. 11)? Unterdrücken Sie Ihre Emotionen (▶ Kap. 12)? Beklagen Sie sich wieder und wieder bei anderen? Oder versuchen Sie es neu zu bewerten (▶ Kap. 13)? Ertränken Sie es oder werden Sie aktiv? Wir werden dies später noch vertiefen, für den Anfang ist es erst einmal wichtig, Ihre Gefühle zu erkennen und beschreiben zu können. Aber denken Sie daran, tun Sie dies stets neutral, bewerten Sie die entsprechenden Gefühle nicht als gut oder schlecht und analysieren Sie diese auch nicht.

Häufig sind es innere Zustände, die unsere Emotionen auslösen

Übrigens, seltener als Sie denken sind es die äußeren Umstände, die Ihre Stimmung beeinflussen, meist sind es innere Bedingungen (Gedanken, körperliche Zustände usw.), wie ja bereits oben in Kapitel 3 erläutert wurde.

- **ÜBUNGEN für diese Woche:**

1. Führen Sie nun fünfmal die Woche folgende Übung durch, am besten jeweils zur gleichen Zeit: Suchen Sie sich einen gemütlichen Platz, an dem Sie nicht gestört werden. Schließen Sie die Augen. Fragen Sie sich: *Wie geht es mir gerade?* Dann lassen Sie den Tag an sich vorüber ziehen, dabei entspannen Sie sich. Fokussieren Sie auf Ihren momentanen emotionalen Zustand. Wie fühlt sich das an? Welche Gedanken gehen Ihnen durch den Kopf? Wie fühlt sich der Körper an? Ist er angespannt, entspannt, warm, kalt, schmerzt er? An welches Gefühl des heutigen Tages erinnern Sie sich besonders gut? Spüren Sie in sich hinein, aber bewerten Sie Ihre Gefühle und Körperempfindungen nicht. Eventuell fällt es Ihnen noch schwer, Ihre Gefühle in Worte zu fassen. Unterstützend wirkt dabei die Liste mit Emotionswörtern, auf der Sie zahlreiche verschiedene emotionale Zustände finden (▸ Arbeitsblatt 10.1). Schauen Sie sich diese Liste an und markieren Sie die Emotionen, die Ihrer Meinung nach am häufigsten vorkommen. Reflektieren Sie das kurz: Welche dieser Gefühle sollten weniger häufig Ihren Alltag beherrschen, welche könnten Sie verstärken? Anschließend genießen Sie für etwa fünf Minuten folgende Entspannungsübung:

Gedanken zu Federn

Malen Sie sich aus, dass Sie an einem Tisch sitzen. Auf diesem Tisch liegen Ihre schwierigen Gedanken. Und diese Gedanken sind Federn; weiche, leichte Vogelfedern. Sie sind da, die Gedanken, die Ihnen manchmal das Leben so schwer machen, von denen Sie sich bedroht fühlen, die so viel Macht über Sie zu haben scheinen. Ja, sie sind da. Sie versuchen nicht, sie zu vertreiben oder zu verändern, sondern Sie lassen sie dort an ihrem Platz. Sie haben diese Gedanken. Manchmal treten sie in Ihr Bewusstsein, ob Sie es mögen oder nicht. Und jetzt sind sie wieder da, jetzt, in diesem Moment. Und sie sind Federn; leichte, weiche Federn.

Sie nehmen diese Gedankenfedern jetzt in Ihrer Vorstellung in die Hand. Wie leicht sie sind. Sie halten sie in einer Hand und streichen mit dem Zeigefinger der anderen Hand darüber. Wie weich sie sind. Und nun halten Sie sie einmal hoch über den Tisch und lassen dann los – schauen zu, wie sie auf den Tisch hinabsegeln, ein wenig hin und her gleiten, weil sie so leicht sind, und dann auf dem Tisch landen.

Es sind Ihre Gedanken. Gedanken, die Sie nicht mögen und mit denen Sie so oft kämpfen. Nun sind sie zu Federn geworden und Sie brauchen nicht gegen sie zu kämpfen. Stattdessen können Sie in Ihrer Vorstellung einmal leicht in sie hineinpusten (Pusten). Schauen Sie zu, wie sie einen Moment durcheinander wirbeln. So leicht sind sie, dass Sie sich gar nicht anstrengen müssen – schon ein leichter Lufthauch setzt sie in Bewegung. Und nun liegen sie wieder ruhig und bewegungslos auf dem Tisch, ihre Gedankenfedern.

Wie viele Gedanken Ihr Verstand den ganzen Tag lang hervorbringt, ist das nicht erstaunlich? Er ist so fleißig, so emsig, und schickt Ihnen einen Gedanken nach dem anderen. Sie brauchen Ihren Verstand und die

Gedanken, die er Ihnen schickt, aber nicht jeder Gedanke ist hilfreich. Nicht jeden Gedanken sollten Sie glauben und nicht jeden Gedanken in die Tat umsetzen. Bedanken Sie sich bei Ihrem Verstand für all die Gedanken, die er Ihnen schickt. »Danke, lieber Verstand, für deine harte Arbeit«, könnten Sie sagen, »für das ganze Erklären, Beschreiben, Einordnen, Vorhersagen, Erinnern und Bewerten.« Und halten Sie die Gedanken, die er Ihnen schickt, leicht in Ihrer Hand – als wären es Federn; leichte, weiche Federn.

Beenden Sie nun die Übung wieder. Verabschieden Sie sich von dem Bild mit den Federn und bereiten Sie sich darauf vor, wieder in Ihre Umgebung zurückzukehren. Wenn Sie soweit sind, öffnen Sie die Augen. (Entnommen aus: www.daslebenannehmen.de. Mit freundlicher Genehmigung von Matthias Wengenroth. Audiolink: http://www.daslebenannehmen.de/media/Achtsamkeit_Gedanken_zu_Federn.wav)

2.   Führen Sie das in ▶ Arbeitsblatt 10.2 abgebildete Emotionstagebuch für mindestens eine Woche durch. Füllen Sie es jeden Abend aus. Stichworte genügen. Versuchen Sie auch schon einzutragen, wie Sie mit der entsprechenden Emotion umgegangen sind. Haben Sie gegrübelt, das Gefühl unterdrückt, es herausgelassen? Oder haben Sie es einfach vermieden, sich abgelenkt? Notieren Sie dies ganz kurz. Dies wird Ihnen später helfen herauszufinden, wie Sie üblicherweise mit Ihren Gefühlen umgehen und wo es »Baustellen« gibt.

Am Ende der Woche schauen Sie sich Ihre Notizen an und lassen die Woche noch einmal an sich vorbeiziehen. Sind Sie besser in der Wahrnehmung Ihrer Gefühle geworden? Gibt es ein Gefühl, das häufig vorkommt? Bei welchem Gefühl sind Sie Experte, da es häufig vorkommt? Welches Gefühl spüren Sie selten? Könnte das so bleiben, oder möchten Sie etwas ändern? Wenn ja, was genau? Hat sich die Übung schon irgendwie auf Ihr Empfinden ausgewirkt? Beenden Sie die Woche mit diesen Überlegungen und beginnen Sie mit der Woche zwei.

Reflexion der ersten Woche

Woche 2: Emotionsregulation testen und Grübeln abbauen!

Ihr individuelles
Emotionsregulationsprofil

Um Ihre individuellen Strategien nun etwas systematischer zu erfassen, haben wir den Heidelberger Fragebogen zur Erfassung der Emotionsregulation (H-FERST, ▸ Arbeitsblatt 11.1) entwickelt. Mit diesem Fragebogen können Sie einschätzen, wie oft Sie verschiedene Emotionsregulationsstrategien im Alltag nutzen. Es werden neun Strategien erfasst:

- Grübeln
- Neubewertung
- Akzeptanz
- Problemlösen
- Unterdrückung des emotionalen Ausdrucks
- Unterdrückung des emotionalen Erlebens
- Vermeidung
- Aktivität, soziale Unterstützung
- Ablenkung

Mithilfe von ▸ Arbeitsblatt 11.1 können Sie den Fragebogen selbst auswerten und interpretieren. Nutzen Sie Ihr Ergebnis als Hinweis dafür, welche der eher weniger hilfreichen Strategien Sie zu häufig einsetzen bzw. welche der hilfreichen Strategien zu selten. So können Sie gezielt nach Alternativen im Übungsmanual suchen.

Hinweis   Sie werden vielleicht überrascht sein über das Ergebnis. Ich war beispielsweise immer der Auffassung, ein guter Problemlöser zu sein, was jedoch, zumindest im Vergleich zu anderen nicht zuzutreffen scheint. Auch neigte ich dazu, meine Gefühle zu häufig zu unterdrücken. Mit diesen Informationen war es mir möglich, meine Emotionsregulation ganz gezielt zu verbessern, indem ich die Übungen zum Abbau der Gefühlsunterdrückung (▸ Kap. 12) und die Anwendung von Problemlösestrategien (▸ Kap. 15) in meinen Alltag einbaute.

Nachdem Sie nun wissen, wo Ihre »Baustellen« sind, haben Sie zwei Möglichkeiten. Ich empfehle Ihnen, das gesamte 8-Wochen-Programm durchzuführen. Es ist aber natürlich auch möglich, sich nur die Kapitel anzuschauen, in denen Emotionsregulationsstrategien behandelt werden, bei denen Sie problematische Werte aufweisen. Doch lassen Sie uns mit der wohl problematischsten Emotionsregulationsstrategie beginnen: dem **Grübeln**.

11.1   Grübeln abbauen

》   Grübeleien darüber, was man hätte tun und was man hätte lassen
sollen, sie führen zu nichts.
(Lion Feuchtwanger, deutscher Schriftsteller 1884–1958; 1992, S. 18)

■   **Was bedeutet Grübeln?**

Grübeln: sich gedanklich immer
und immer wieder mit einem
Thema befassen

Kennen Sie Situationen, in denen Sie sich gedanklich immer wieder mit nur einem Thema beschäftigen und dabei das Gefühl haben »festzustecken«, ohne zu einer Lösung zu kommen? Häufig setzen wir Grübeln ein, um Situationen, in denen wir aus unserer Sicht schlecht dagestanden haben, nachträglich erfolgreicher durchzuspielen. Manchmal drängen sich auch einfach negative Situationen und Gefühle immer wieder auf und wir beginnen darüber nachzudenken und die Situation im Detail immer wieder durchzugehen.

Wir grübeln, weil wir glauben, dass durch das intensive Nachdenken und rekapitulieren der Situation die gezeigte Reaktion verständlicher wird und wir das Problem also besser verstehen. Dabei kreisen die Gedanken jedoch immer wieder um das Problem, ohne dass eine Lösung gefunden wird. Mit Grübeln ist also ein solches andauerndes Nachdenken gemeint, bei dem versucht wird, mögliche Probleme und die damit zusammenhängenden Gefühle zu verstehen und eine Lösung zu finden. Allerdings führen diese Überlegungen nicht zu einem konkreten Ergebnis und es werden keine Versuche unternommen, aktiv etwas an der Situation zu ändern. Es kann auch sein, dass man immer wieder über Situationen nachdenkt, die bereits in der Vergangenheit liegen und nicht mehr beeinflusst werden können. Beispielsweise könnte man sich fragen: »Warum habe ich nur so gehandelt?« und die Situation immer wieder im Kopf durchspielen, um das eigene Verhalten besser zu verstehen.

> Der Versuch einer Problemlösung, ohne das Problem zu lösen

Dieses Ruminieren (so das Fachwort für Grübeln) ist problematisch, da es fast immer mit negativen Gefühlen einhergeht, die zunehmend verstärkt werden. Verschiedene Studien konnten zeigen, dass bereits 15 Minuten Grübeleien die Stimmung absenken und negative Effekte auf körperliche Funktionen haben können. Die geistige Verarbeitungstiefe beim Grübeln ist zudem gering, d. h., Sie kreisen zwar gedanklich um das Ereignis, es werden aber keine Lösungswege bis zu Ende gedacht oder gar eingeleitet, die eine vertiefte Verarbeitung möglich machen würden. Ein Beispiel: Sie sind unzufrieden mit Ihrer Arbeit, nachts liegen Sie wach und grübeln darüber nach, warum das so ist, weshalb Sie sich schlecht fühlen, eigentlich ist doch alles gar nicht so schlimm, was ist bloß los? Sie grübeln nun über die möglichen Ursachen nach. Das führt jedoch zu nichts, also noch eine Grübelschleife, vielleicht noch eine, dann muss doch endlich klar werden, was los ist! Tatsächlich grübeln Sie sich immer tiefer in das Problem hinein, Sie werden unruhig, wälzen sich hin und her, der Körper beginnt möglicherweise »verrückt zu spielen«, es werden immer mehr Stresshormone ausgeschüttet usw. Außerdem erleben Sie, während Sie grübeln, das (meist negative) Ereignis immer wieder. Das Gehirn macht dabei keinen Unterschied, ob das Ereignis gerade stattfindet oder ob Sie lediglich darüber nachdenken. Sie erleben die gleichen negativen Emotionen, manchmal sogar stärker als in der realen Situation! Es ist so wie mit dem Esel, der sich zwischen zwei gleich attraktiven Heuhaufen nicht entscheiden kann und stundenlang darüber nachgrübelt, von welchem er fressen soll, bis er schließlich verhungert. Obwohl der »Esel« intensiv zu denken scheint, kommt er zu keiner Lösung, er klebt nämlich an den Wiederholungen der immer gleichen Argumente fest und kann so nicht flexibel eine andere Lösung oder zusätzliche Informationen verarbeiten.

> Grübeln hat negative Konsequenzen für Stimmung und Körper

Er fragt nicht, ist es sinnvoll sich zu überlegen, von welchem Haufen ich fresse, wäre es nicht sinnvoller *einfach zu fressen*? Die beste Lösung ist manchmal: »Just do it!« Nichtsdestotrotz sind viele davon überzeugt, dass Grübeln hilft, Probleme zu klären. Ihre Aufgabe für die nächste Woche wird also sein, Ihre Grübelzeit und Frequenz zu reduzieren.

■ Folgen von Grübeln

Wie bereits angedeutet, beeinflusst Grübeln die Stimmung negativ, führt zu Stresserleben, verschlechtert die körperliche Fitness (z. B. erhöhter Blutdruck, Herzrate und Muskeltonus), kann verschiedene Symptome auslösen (Kopf- oder Bauchschmerzen) und verringert meist das Selbstwertgefühl. Vor allem negative Erlebnisse bzw. Gefühle oder Selbstkritik sind Inhalte des wiederholten Grübelns.

Meist führt Grübeln zu Hilflosigkeitsgefühlen, denn Lösungen stellen sich nicht ein. In einer Übersichtsarbeit unserer Arbeitsgruppe zum Thema, welche Gefühlsregulationsstrategien depressive Störungen oder Stimmungszustände verschlechtern bzw. auslösen und welche hilfreich sind, haben wir über 500 Studien der letzten 10 Jahre analysiert. Hierbei zeigte sich, dass Grübeln eine der problematischsten Strategien im Zusammenhang mit Depressionen ist. Die Effekte waren so groß, dass man ohne zu übertreiben sagen kann: Fangen Sie an zu grübeln und Sie werden mit Sicherheit in eine depressive Stimmung hineinkommen.

Dabei wirkt Grübeln sowohl als Auslöser als auch bei der Aufrechterhaltung der Depression. Außerdem beeinflusste die Grübelzeit auch, wie lange jemand nach einer Depression »gesund« blieb. Grübeln ist also eine ungeeignete Strategie, um mit Problemen oder negativen Gefühlen umzugehen. Daher sollten Sie – wann immer möglich – das Grübeln stoppen oder zumindest die Grübelzeit stark reduzieren. Auf ▶ Arbeitsblatt 11.2 finden Sie alle wichtigen Informationen zum Grübeln zusammengefasst.

■ Anti-Grübel-Strategien

Grübeln beinhaltet eine hohe Anzahl von Gedanken, meist negativer Art, die Ihren Geist vollkommen zu beherrschen scheinen. »Sich sorgen« ist nichts anderes als eine ständige Abfolge von Gedanken und das in unglaublich hoher Frequenz. Sie sagen sich: »Nur noch einmal das Ganze durchdenken, dann wird es besser werden.« Ihre Befürchtungen und Sorgen werden jedoch nicht reduziert, im Gegenteil Sie füttern diese, indem Sie grübeln. Würden Sie diese Gedanken sammeln und aufschreiben, wären Sie wahrscheinlich überrascht, was da vor sich geht und wie wenig lösungsorientiert Sie die ganze Zeit waren. Da sich Grübeln nicht einfach abschalten lässt, sollten Sie nicht versuchen, sich vorzunehmen, Grübeln sofort zu stoppen. Gelingt Ihnen das nämlich nicht, ist die nächste Grübelei vorprogrammiert, jetzt geht es wahrscheinlich darum, dass Sie unfähig sind, sich zu kontrollieren.

Besser ist es deshalb zu versuchen, eine distanzierte Haltung einzunehmen und im Hier und Jetzt zu bleiben. Wenn negative Gedanken und Sorgen in Ihnen aufsteigen, versuchen Sie erst einmal diese aus

Grübeln birgt ein hohes Risiko für Depressionen

Eine distanzierte Haltung einnehmen

einer distanzierten Perspektive zu betrachten und sich zu sagen: »Ich werde mich durch diese Gedanken nicht emotional anstecken lassen«. Versuchen Sie nicht zu reagieren. Im Einzelnen sind folgende Strategien hilfreich:

1. Begrenzen Sie Grübeleien, fokussieren Sie auf Probleme und negative Selbstgespräche nicht länger als fünf bis zehn Minuten! Dies ist relativ leicht bei kleineren Grübeleien, die weniger emotionalen Gehalt haben, diese müssen Sie einfach wahrnehmen und können sie dann meist problemlos stoppen (z. B. Fantasien, Selbstgespräche usw.). Stellen Sie sich beispielsweise ein großes Stoppschild vor und sagen Sie laut oder für sich »Stopp!«, »Nein!« oder was immer Ihnen hilfreich erscheint. Oder drucken Sie sich ein Stoppschild aus (Vorlagen finden Sie z. B. im Internet) und tragen es bei sich bzw. legen es an eine Stelle, wo Sie es häufig sehen.

   Stopp! Grübeln begrenzen!

2. Sollte Ihnen dies sehr schwer fallen oder sollten Sie das Gefühl haben, ab und zu grübeln zu müssen, führen Sie einen Grübelort ein. Dies könnte beispielsweise ein Stuhl oder Sessel sein. Auf diesem dürfen Sie dann täglich 10 Minuten grübeln. Danach verlassen Sie den Grübelort wieder. Wichtig ist dabei jedoch, nur eine bestimmte Zeit lang und immer am gleichen Ort zu grübeln und es anschließend strikt zu beenden.

   Suchen Sie sich einen Grübelort

3. Sind die Grübeleien sehr hartnäckig und belasten Sie emotional und Sie können sie nicht stoppen, werden Sie aktiv, wann immer möglich! Treiben Sie Sport, unternehmen Sie etwas mit Anderen oder rufen Sie einen guten Freund an, lösen Sie Kreuzworträtsel oder fangen Sie an, konzentriert zu arbeiten. *Oder* machen Sie Power Posing, d. h., nehmen Sie eine selbstbewusste Haltung ein, strecken Sie voller Energie die Arme nach oben aus und atmen Sie tief und gleichmäßig für mindestens zwei Minuten, bleiben Sie dabei in dieser Position.

   Aktivität und Power Posing

4. Eine weitere sehr hilfreiche Strategie ist das *Neubewerten*. Hierzu finden Sie Informationen im folgenden Kapitel. Neubewertung heißt, eine distanzierte Haltung einzunehmen. Stellen Sie sich z. B. vor, Sie würden in einer großen Gruppe Ihr Problem darlegen. Wie viele dieser Personen würden es auch als schwerwiegend bezeichnen? Nun stellen Sie sich vor, Sie würden es in einer Gruppe an Krebs erkrankter Menschen darstellen. Wie viel Gehalt hätte es dann noch? Ist alles wirklich so dramatisch? Oder stellen Sie sich vor, dass das Leben ein Drama ist und Sie irgendwie darin mitspielen. Sie können aber auch positive Bewertungen vornehmen: »Ich nehme die Situation als Herausforderung an!«; »Ich werde dadurch wachsen und später immer besser mit ähnlichen Situationen umgehen können«. Oder: »Es sind nicht die äußeren Dinge, die zum Grübeln führen, sondern eher meine Art und Weise, wie ich damit umgehe. Das jedoch kann ich ändern!«

   Bewerten Sie die Dinge neu!

Setzen Sie Problemlösen ein!

5. Setzen Sie gezielt die Problemlöse-Strategie ein! Beispielsweise. können Sie sich fragen, was genau Sie stört und was konkret verändert werden sollte. Eine hilfreiche Methode ist die Vier-Felder-Technik, um die positiven und negativen sowie die lang- und kurzfristigen Folgen einer Lösung gegeneinander abwägen zu können (genauer ▶ Kap. 15).

Atemtechniken können hilfreich sein

6. Erlernen Sie außerdem verschiedene Atemtechniken. Diese helfen, Grübeln zu stoppen oder zumindest zu reduzieren (siehe auch die Übungen am Ende der Lektion). Eine verlangsamte Atmung beruhigt das Gehirn und verlangsamt das Denken, dadurch nimmt die Rate von Gedanken in einer bestimmten Zeit ab. Hierbei kommt es zum Anstieg von Kohlenstoffdioxid im Blut. Das hat eine beruhigende Wirkung auf das Gehirn und die Nerven. Wiederholen Sie das immer wieder, auch wenn zwischenzeitlich wieder gegrübelt wurde. Zählen Sie die Atemzüge, während Sie sich darauf konzentrieren, atmen Sie komplett aus, 4 Sekunden ein, 6 Sekunden aus, sagen Sie dabei »ein« und dann »aus«. Kommen Sie immer wieder auf den Atem zurück, aber ärgern Sie sich nicht, wenn Gedanken und Grübeleien immer wieder störend einwirken, kehren Sie dann gelassen zur Atmung zurück. Verwenden Sie diese Atemtechnik mehrfach am Tag, 5–10 Minuten reichen. Seien Sie geduldig, es braucht eine gewisse Zeit, bis Sie in der Lage sind, sich auf den Atem zu fokussieren.

Vermeiden Sie Rückwärts- und Vorwärtsgrübeln

7. Stoppen Sie »Rückwärtsgrübeln«, also das Nachdenken über etwas, das bereits eingetreten ist und nicht mehr verändert werden kann! Versuchen Sie, die Situation zu akzeptieren (▶ Kap. 14), nobody is perfect!

8. Stoppen Sie »Vorwärtsgrübeln«, denn meist finden sich in der Zukunft Lösungswege von allein. Was wirklich wie eintreten wird, ist zudem nicht vorhersagbar. Stellen Sie sich vor, die Situation träte aus irgendeinem Grund nicht ein und Sie hätten die Zeit umsonst vergrübelt. Auch hier ist es so, dass unser Gehirn das Vorwärtsgrübeln für bare Münze nimmt und so reagiert, als würde die Situation momentan tatsächlich so ablaufen. Oder es findet eine Bewertung statt, deren Grundlage die *aktuelle* Stimmung ist, nicht jedoch die Stimmung, die wir möglicherweise am nächsten Tag haben, wenn wir ausgeruht oder unmittelbar mit einer Herausforderung konfrontiert sind. Nicht umsonst heißt es, das meist alles nur halb so schlimm kommt wie erwartet.

Insbesondere nachts sollte Grübeln vermieden werden

9. Tritt Grübeln überwiegend nachts auf, ist es besser, nicht im Bett liegen zu bleiben. Stehen Sie auf, fangen Sie an zu lesen oder irgendetwas zu tun. Wenn Sie müde werden, legen Sie sich wieder hin. In der Nacht sind unsere geistigen Ressourcen reduziert, speziell zwischen 2 und 4 Uhr sind Körper und Geist in einem sehr labilen Zustand (Schlaf hat wahrscheinlich hier eine schützende Funktion, indem diese Zeit überbrückt wird

und Reparaturprozesse möglich werden). Die Nacht ist also ungeeignet, um Probleme zu lösen. Machen Sie sich klar, dass Sie in dieser Zeit auf Sparflamme laufen und keine kreativen Lösungen finden werden. Wenn Sie nicht aufstehen mögen, fangen Sie mit der Atemübung wie oben beschrieben an und zählen Sie jeden Atemzug. Sollten Sie dabei wieder ins Grübeln abdriften, fangen Sie von vorne an. Lassen Sie sich nicht entmutigen, mit der Zeit und kontinuierlichem Training geht das zunehmend besser.

Sind die Schlafstörungen hartnäckig, ist das Einnehmen eines Schlafmedikaments manchmal empfehlenswert, um erst einmal den Kreislauf zu durchbrechen. Am ehesten eigenen sich Hypnotherapeutika, weil diese nicht so rasch abhängig machen wie beispielsweise Benzodiazepine, die auf keinen Fall eingenommen werden sollten, da sie nicht nur abhängig machen, sondern geistige Ressourcen mit der Zeit abbauen und damit Grübelprozesse verstärken. Allerdings sollten sie die Einnahme eines Schlafmedikamentes immer mit Ihrem Arzt besprechen. Die genannten Medikamente sind zudem verschreibungspflichtig. Vermeiden Sie jedoch auf alle Fälle, sich an solche Schlafmedikamente zu gewöhnen und sprechen Sie mit Ihrem Arzt über Einnahme und Absetzplan (Schlafmedikamente sollten nie länger als vier Wochen eingenommen werden und am besten nach einem ganz konkreten Plan, z. B. jeweils in Nächten, denen ein anstrengender Tag folgt).

Auf ▸ Arbeitsblatt 11.3 sind die einzelnen Strategien noch einmal übersichtlich zusammengefasst. Hängen Sie sich diese Übersicht für die nächste Woche an eine Stelle, an der Sie oft vorbeikommen, und lesen Sie sie wieder und wieder durch. Schreiben Sie sich mindestens drei Strategien, die Sie besonders überzeugen, auf eine Karteikarte, führen

Schlafmedikamente nur sparsam verwenden

> **Merke**
> Zusammenfassend lässt sich sagen: Es ist sehr wichtig, Grübeleien abzubauen und als Regulationsstrategie zu verdammen. Ich habe im Vorwort bereits angedeutet, wie wichtig es ist, dies in den Alltag zu integrieren; wann immer Sie die Möglichkeit dazu haben, erkennen Sie Grübeleien und stoppen Sie diese! Bleiben Sie im Hier und Jetzt und lassen Sie nicht zu, dass Ihre Gedankenketten Sie davontragen. Mir persönlich hilft es, wenn ich mit dem Grübeln beginne, dies erst einmal *wahrzunehmen* und zu benennen (ohne zu bewerten), also beispielsweise: »Ah, du grübelst gerade«, um mich anschließend voll auf meine Atmung zu konzentrieren: »ein« (Luftzug in der Nase oder Bauch hebt sich), »aus« (durch den Mund, Bauch senkt sich usw.). Inzwischen reichen meist 1–2 Minuten, um das Grübeln zu stoppen. Probieren Sie es aus und wenn Sie wieder abschweifen, fangen Sie immer wieder von vorne an.

Sie diese mit sich und holen Sie diese immer heraus, wenn Sie grübeln, um sich die »Anti-Grübel-Strategien« anzuschauen.

■ **Hier noch einmal die ÜBUNGEN für diese Woche:**

1. Erwischen Sie sich beim Grübeln! Schreiben Sie täglich abends kurz auf, ob und wenn ja, wie lange Sie gegrübelt haben (schätzen Sie einfach grob). Machen Sie sich dann klar, ob Ihnen das irgendetwas gebracht hat (außer wahrscheinlich negative Gefühle und Sorgen). Schreiben Sie zu jeder Grübelsituation, die Ihnen einfällt, einen positiven Gedanken auf, beispielsweise: »Ich habe das bisher immer geschafft, der Körper holt sich schon den Schlaf!« anstatt: »Ich muss unbedingt schlafen, sonst schaffe ich das nicht, grübel, grübel, was alles auf mich zukommt.« Hartnäckige Gedanken packen Sie einfach in eine »Schublade«. Das heißt, Sie stellen sich vor, dass Sie alles, was Sie momentan nicht durchdenken wollen, in diese Schublade hineinlegen, dann schließen Sie diese einfach ab. Damit beenden Sie aktiv die Grübelei. Wiederholen Sie dies im Alltag immer wieder. Wenn Sie möchten, führen Sie die oben beschriebene Grübelzeit ein, aber bedenken Sie: Immer nur eine bestimmte Dauer am selben Ort grübeln, danach strikt beenden. Sie sollten mindestens eine der oben genannten Techniken zum Grübelstopp regelmäßig anwenden.

2. Führen Sie täglich zehn Minuten lang folgende Atemübungen durch: Setzen Sie sich auf ein Kissen oder einen Stuhl. Wichtig dabei ist, dass Sie aufrecht sitzen, Sie können sich ruhig anlehnen, es darf ganz bequem sein. Achten Sie eine Minute auf den Atem. Wie fühlt er sich an: ruhig, unruhig? Tief, flach, gehetzt? Atmen Sie dann die restlichen neun Minuten in der Taktatmung, also etwa vier Sekunden ein und sechs Sekunden aus. Wichtig dabei ist, dass Sie tief in den Unterbauch hineinatmen und immer etwas länger ausatmen. Atmen Sie gründlich aus, sodass alle Luft entweichen kann. Wenn Sie abschweifen oder wieder Gedanken kommen (und das wird ständig passieren und ist normal!), gehen Sie immer wieder zum Atem zurück oder sagen Sie »ein« beim Einatmen und »aus« beim Ausatmen. Sie sollten dabei eine gelassene Haltung einnehmen, es ist normal, dass Sie immer wieder abdriften. Dieser und folgende Meditationstexte basieren auf verschiedenen Quellen (u. a.: Schneider, M. (2012): »Stressfrei durch Meditation« und den Übungsanleitungen auf www.headspace.com;; Stand 6.6.2013). Ich habe die Texte jedoch nach meinen eigenen Erfahrungen modifiziert, sodass Elemente der Achtsamkeit, Körperwahrnehmung und Taktatmung integriert sind.

Übungsbeispiel

Setzen Sie sich bequem hin, achten Sie darauf, dass Ihr Rücken gerade aufgerichtet ist, Schultern leicht nach hinten, Sie sollten Ihre Sitzhöcker spüren. Sie dürfen sich ruhig anlehnen, achten Sie jedoch immer darauf, dass Sie frei atmen können. Atmen Sie nun zweimal kräftig durch die

Nase ein und durch den Mund wieder aus. Andere sollten Sie dabei hören können. PAUSE. Atmen Sie normal weiter, konzentrieren Sie sich dabei auf Ihren Brustkorb, beim Einatmen hebt er sich leicht, beim Ausatmen ziehen Sie Ihren Bauch nach innen. Konzentrieren Sie sich jetzt ausschließlich auf die Atmung, einatmen: Brustkorb hebt sich, ausatmen: Bauch zieht nach innen. Falls Sie abschweifen, kein Problem, das passiert und ist ganz normal! Nehmen Sie es einfach zur Kenntnis. Fokussieren Sie danach auf die Atmung, einatmen, ausatmen. PAUSE. Jetzt durchleuchten Sie von oben nach unten Ihren Körper. Beginnen Sie mit der Stirnregion, wie fühlt sich diese an? PAUSE. Lockern Sie die Stirn, die Stirn wird weit und frei, gehen Sie weiter über die Schultern, Arme, Brust, Bauch, Po, Beine zu den Füßen. Nehmen Sie dabei nur wahr, was ist. Bewerten Sie es aber nicht. Wie fühlt sich Ihr Körper an? Wiederholen Sie diesen Bodyscan, ändert sich etwas? Wo sind Sie verspannt? Wo entspannt? Nehmen Sie einfach nur wahr, ohne zu bewerten. PAUSE. Wenn Sie abschweifen, grübeln, planen, so nehmen Sie das wahr, aber bewerten Sie es nicht. Das ist ganz normal. Kehren Sie jedoch wieder zur Atmung zurück. Es kann hilfreich sein, die Atemzüge zu zählen: Einatmen-eins, ausatmen-zwei, einatmen-drei usw. PAUSE. Atmen Sie nun noch 10 Atemzüge, danach öffnen Sie langsam die Augen, strecken Sie sich ordentlich. Nehmen Sie die Entspannung und Achtsamkeit mit in den Alltag. Wenn Sie möchten, führen Sie anschließend noch die »Gedanken zu Federn«-Übung (▶ Kap. 10) durch.
(Sie können diesen Text auch als geleitete Meditationsübung »Grübelstopp« durchführen, gehen Sie hierzu auf folgenden Link: http://www.hochschulambulanz.uni-hd.de/ambulanz_behandlungsangebot.html; sämtliche Texte wurden von mir gesprochen.)

3. Alternativ oder zusätzlich können Sie auch die »Gedanken zu Federn«-Übung (▶ Kap. 10) durchführen.

Woche 3: Unterdrückung von Gefühlen: Emotionen Raum geben!

© Springer-Verlag GmbH Deutschland 2018
S. Barnow, *Gefühle im Griff!*,
https://doi.org/10.1007/978-3-662-54637-6_12

Das Schönste wäre ja, wenn ich jenes unbewusste Empfinden, was manchmal leicht und lieblich in mir summt, figürlich ausdrücken könnte. (Paula Modersohn-Becker, deutsche Malerin 1876–1907)

■ **Was bedeutet Suppression (Unterdrückung)?**

Das Pokerface

Was tun Sie, wenn Sie sehr verärgert sind, aber nicht möchten, dass Ihnen jemand diese Gefühle ansieht? Möglicherweise versuchen Sie, Ihre Mimik und Gestik zu kontrollieren und ein »Pokerface« zu bewahren, um so Anzeichen Ihres Ärgers zu verbergen. Diese Unterdrückung des emotionalen Ausdrucks und Verhaltens wird als Suppression bezeichnet. Wenn wir Emotionen erleben, drücken wir diese oft in unserer Mimik oder Gestik aus und zeigen ein bestimmtes Verhalten. Beispielsweise gehören zu dem Gefühl von Ärger auch heruntergezogene Augenbrauen, zusammengepresste Lippen, eine angespannte Körperhaltung und möglicherweise eine lautere Stimme, Ihr Stirnrunzler (Korrugator) ist dann deutlich zu sehen. Diese Reaktionen sind Teile einer Emotion, die unter Anwendung von Suppression unterdrückt werden.

Underdrückung des emotionalen Ausdrucks und des emotionalen Erlebens

Dabei unterscheiden wir zwischen Unterdrückung des Emotionsausdrucks und des Gefühls bzw. damit assoziierter Gedanken. Ein Beispiel: Eine Patientin berichtete mir, dass sie mit einer Kollegin zusammenarbeite, die sie häufig sehr stark angreife und kritisiere. Offensichtlich sei die Kollegin noch darüber gekränkt, dass sie von der Patientin eine Absage zu einer Einladung zur Geburtstagsfeier bekommen habe. Die Kollegin würde nun sehr häufig über sie reden und sie auch im Beisein anderer kritisieren oder abfällige Bemerkungen machen. Sie (die Patientin) fühle sich dann vollkommen hilflos, sie wisse nicht, was sie sagen solle, unterdrücke ihren Ärger und tue so, als wäre nichts geschehen (Unterdrückung des Emotionsausdrucks und des Gefühls). Inzwischen habe sie jedoch schon Angst davor, zur Arbeit zu gehen, sie sei angespannt und erwarte immer nur Negatives, sie fühle sich hilflos, grübele dann zu Hause darüber nach (▶ Kap. 11 zu Folgen von Grübeln), wie sie sich rächen oder es der Kollegin heimzahlen könne usw. Allerdings wisse sie eigentlich genau, dass sie beim nächsten Mal wieder ihre Gefühle unterdrücken werde, bis sie vielleicht einmal explodiere. Aus der Emotionsregulationsperspektive betrachtet, ist ein solcher Umgang mit der – sicher nicht einfachen – Situation fatal, die Kombination aus Unterdrückung emotionaler Zustände und Grübeln verstärkt häufig Angst und andere psychische Probleme, wenn sich die Situation längerfristig nicht ändern lässt. Viel hilfreicher wäre es, eigene Ängste zu überwinden, Ärger deutlich zu machen und die Kollegin zur Rede zu stellen. Das könnte so aussehen, dass man sich auf die nächste Situation einer unangemessenen Kritik durch die Kollegin vorbereitet und eigene Emotionen deutlich macht um anschließend darauf hinzuweisen, wie unfair sich die Kollegin verhält und sie zu fragen, warum sie dies tut.

■ **Folgen von Suppression**

Suppression ist eine Strategie zur Emotionsregulation, die eingesetzt wird, *nachdem* die Emotion bereits ausgelöst wurde. Es können also lediglich die zur Emotion gehörigen Symptome unterdrückt werden, das Gefühl selbst bleibt durch die Suppression meist unbeeinflusst (dies lässt sich am stärksten bei Angstreaktionen zeigen; z. B kann man bei Personen mit großer Angst vor dem öffentlichen Reden oft kaum äußerliche Anzeichen dieser Angst sehen, sie selbst berichten aber meist massive Angstsymptome). Manchmal zeigen sich körperliche Anspannungssymptome wie rote Flecken, Rotwerden, zittrige Stimme usw., die jedoch von vielen garnicht wahrgenommen werden.

In manchen Situationen kann es funktional erscheinen, die eigenen emotionalen Reaktionen vor dem Umfeld zu verbergen. Besonders wenn wir nicht unser Gesicht verlieren oder verletzlich erscheinen wollen, wie beispielsweise im Beruf, wo die Unterdrückung des äußeren Emotionsausdrucks manchmal hilfreich zu sein scheint. Wie jedoch am obigen Beispiel sehr deutlich wurde, kann eine dauerhafte Gefühlsunterdrückung außerordentlich problematisch sein, vor allem, wenn dahinter liegende Konflikte und Probleme nicht geklärt werden, denn die eigentliche Emotion wird weiterhin erlebt und kann sich sogar noch verstärken. Dies ist insbesondere bei negativen Emotionen der Fall.

Positive Gefühle werden durch die Unterdrückung hingegen als weniger positiv erlebt und treten immer seltener auf. Insgesamt resultiert daraus ein eher negatives Erleben. Langfristig ist die Anwendung von Suppression mit einer geringeren Lebenszufriedenheit und weniger Wohlbefinden assoziiert.

Bei Suppression werden die mit der Emotion verbundenen Reaktionen und Handlungen also kontinuierlich unterdrückt, um nicht nach außen hin sichtbar zu sein. Dies geht mit einer erhöhten Selbstbeobachtung und selbstkorrigierendem Verhalten einher, was wiederum ein gewisses Maß an geistigen Ressourcen wie beispielsweise Aufmerksamkeit erfordert, die dann für andere Anforderungen nicht mehr zur Verfügung stehen. Beispielsweise kann man sich bei einem Vortrag vor Publikum nicht so sehr auf das konzentrieren, was man sagen mochte, wenn man gleichzeitig versucht, möglichst keine Anzeichen der eigenen Nervosität sichtbar werden zu lassen. In diesem Zusammenhang konnte in psychologischen Studien gezeigt werden, dass die Anwendung von Suppression mit einer verringerten Gedächtnisleistung einhergeht. Zudem fehlen geistige Ressourcen, um in sozialen Situationen adäquat handeln zu können. Beispielsweise könnte man während der Unterhaltung so sehr mit sich selbst und dem Verbergen der eigenen Emotionen beschäftigt sein, dass man dem Gespräch nicht aufmerksam folgen kann und die andere Person dadurch verärgert. Dies konnte in einer Studie nachgewiesen werden: Dabei zeigte sich, dass Suppression von Gefühlen während eines Gesprächs dazu führte, dass auch die andere Person stärker negative Emotionen zeigte und es zu einer weniger guten sozialen Kommunikation kam (Butler et al. 2003).

Das Gefühl selbst bleibt trotz Suppression meist bestehen

Langfristig ergibt sich eine negative emotionale Bilanz durch Suppression

Suppression erfordert geistige Ressourcen

Durch das Zeigen von Gefühlen fühlt sich das Gegenüber verstanden, auch in der Therapie

In diesem Zusammenhang möchte ich eine persönliche Erfahrung beschreiben. Wenn ich in einem Gespräch etwas Emotionales mit jemandem teile, kommt es mir selten darauf an, von diesem kluge Ratschläge oder Trost zu erhalten. Am hilfreichsten erlebe ich hingegen das »Mitfühlen«, also Zeichen von Betroffenheit, Trauer oder auch Interesse, Freude beim Gesprächspartner. Ich fühle mich dann verstanden und aufgenommen und mein Gegenüber zeigt mir damit, dass er meine Gefühle teilt. Gefühle werden schließlich nicht immer nur durch die jeweilige Person reguliert, sondern oft auch gemeinsam mit anderen. Dies kann sehr heilsam sein. Viele Patienten berichten mir auf meine Frage, was ihnen während der Therapie besonders geholfen hat: das Mitfühlen beim Berichten emotionaler Episoden, die für die Patienten belastend waren. Dies machte ihnen Mut und wir konnten danach gemeinsam nach Lösungen suchen. Der Patient fühlt sich dadurch nicht als »Objekt«, das auf einen abgebrühten Profi trifft, der ihn wie viele andere behandelt. Ärzte nutzen dies viel zu selten, weil sie oft nicht verstehen, wie wichtig ihr Mitfühlen und die Kommunikation von Mitgefühl für den Patienten sein kann (und dabei geht es nicht darum »Jammereien« zu verstärken, sondern eine belastende Situation nachzuvollziehen und dies auch zu zeigen). Bekommt man hingegen kein wirkliches Feedback und kann nicht erkennen, dass der Interaktionspartner überhaupt etwas fühlt (unterdrückt der Gesprächspartner also seine Emotionen oder spürt er sie einfach nicht, weil er zunehmend abstumpft), ist man verunsichert und das Gespräch wird oberflächlich, angespannt oder es kommt zu Ratschlägen (schon das Wort »Rat-*Schläge*« verdeutlicht ja, was gemeint ist), die niemandem wirklich helfen.

Suppression führt zu körperlichen Reaktionen, die auch bei Stress entstehen

Des Weiteren geht mit der Unterdrückung der emotionalen Reaktion eine erhöhte körperliche Erregung einher. Dabei ist es egal, ob die Reaktionen durch eine positive oder negative Emotion ausgelöst wurden; in beiden Fällen ist die Suppression der Reaktionen verbunden mit einer gesteigerten körperlichen Aufregung. Ein Beispiel: In einer Studie an der Stanford Universität sahen gesunde Versuchspersonen verschiedene Filmclips, die emotional negativ aufgeladen waren. Sie erhielten einmal die Aufgabe, ihre emotionalen Reaktionen auf diese Filme zu unterdrücken, während sie im zweiten Durchgang die Filme einfach nur ansehen sollten, ohne die Gefühle zu regulieren (Gross u. Levenson 1993). Dabei zeigte sich, dass das Unterdrücken von Gefühlen dazu führte, dass die Mimik und der Emotionsausdruck zwar deutlich reduziert waren, jedoch nicht das subjektive Erleben auf die Filme. Zudem fanden die Autoren einen Anstieg physiologischer Stressparameter (Herzrate, Hautleitfähigkeit – ein typischer Stressmarker, denn durch das vermehrte Schwitzen leitet die Haut Signale schneller) in der Bedingung, in der Gefühle unterdrückt werden mussten. Mit anderen Worten: Das Unterdrücken der Emotionen führte vor allem zu körperlichen Reaktionen, wie wir sie bei moderatem Stress erleben! Im Kontrast dazu zeigten Probanden, die Neubewertung anwenden sollten (also sich beispielsweise klar machten, dass der Film gut enden wird) nicht nur weniger negative Emotionen, sondern auch keinen Anstieg psychophysiologischer Parameter (Gross 2002).

Das andauernde Erleben der (negativen) Emotionen, die eingeschränkten geistigen Ressourcen und die erhöhte körperliche Erregung können schließlich auch einer konstruktiven Problemlösung im Wege stehen, sodass die Situation unverändert bleibt und sich die negativen Gefühle ansammeln.

Aus dem Erleben einer Emotion bei gleichzeitiger Unterdrückung der dazugehörigen Reaktion geht oft auch ein Gefühl von Widersprüchlichkeit hervor. Man erlebt sich selbst als nicht authentisch oder unehrlich dem Umfeld gegenüber, da sich das innere Erleben deutlich von dem unterscheidet, was man äußerlich preisgibt. Daraus können auch negative Gefühle über das Selbst oder Fremdheit gegenüber dem Umfeld folgen.

Gefühl der Widersprüchlichkeit und Unechtheit

> **Merke**
> Zusammenfassend lässt sich sagen: Suppression kann manchmal nützlich sein, wenn es in einer Situation nicht angemessen ist, seine Gefühle offen zu zeigen. Wird die Strategie jedoch übermäßig und dauerhaft eingesetzt, kann dies negative Konsequenzen in verschiedenen Lebensbereichen mit sich bringen. Personen, die häufig Emotionen unterdrücken, haben einen kleineren Freundeskreis und generell mehr körperliche Probleme im Vergleich zu Personen, die ihre Emotionen häufiger zeigen. Beobachten Sie sich doch einmal selbst, wann Sie Suppression einsetzen, und überlegen Sie, ob es in diesen Situationen auch andere Möglichkeiten geben könnte, mit den eigenen Gefühlen umzugehen. Wie hätten Sie beispielsweise an Stelle meiner Patientin gehandelt? Arbeitsblatt 12.1. vermittelt Ihnen noch einmal alles Wissenswerte zur Strategie Suppression.

■ Anti-Suppressions-Strategien

Welche Strategien helfen dabei, Gefühle deutlich zu machen? Eine wichtige Voraussetzung für das Ausdrücken von Gefühlen ist es, Emotionen bewusst wahrzunehmen und sie als solche bzw. als *Ihre* Emotionen zu akzeptieren. Wenn Sie bemerken, dass eine Emotion in Ihnen aufsteigt, versuchen Sie diese erst einmal wertfrei zu beobachten. Spüren Sie in sich hinein, was nehmen Sie bei sich wahr (Traurigkeit oder Enttäuschung)? Können Sie der Emotion ein bestimmtes Körperteil zuordnen? Äußert sich die Emotion bei Ihnen also auch auf einer körperlichen Ebene (Kloß im Hals oder Druck auf der Brust)? Versuchen Sie, Ihre Wahrnehmungen zu beschreiben und Worte dafür zu finden. Wenn Ihnen dies in einer akuten emotionalen Situation noch nicht gelingt, dann beziehen Sie sich auf vergangene Empfindungen. Versuchen Sie sich in die vergangene Situation zurückzuversetzen und stellen Sie sich Fragen: Was *spürte* ich? Was genau habe ich bei mir

Achtsames Wahrnehmen und Akzeptieren Ihrer Gefühle

wahrgenkommen, körperlich und emotional? Sie können dies nur für sich verbalisieren oder aber einer vertrauten Person mitteilen. Hierbei geht es jedoch nicht darum das Problem zu analysieren, gar zu grübeln oder es neu zu bewerten. Stattdessen beschreiben Sie einfach, was in Ihrem Körper vor sich geht. Und zwar ohne dies zu bewerten. Versuchen Sie also, Ihre Gefühle, auch wenn diese möglicherweise negativ sind, nicht abzulehnen und zu bewerten. Machen Sie sich klar, dass Ihr Gefühl nicht ohne Grund auftritt und Informationscharakter hat. Verstehen Sie Ihre jeweilige Emotion als Hinweis, der Ihnen etwas über Ihre Bedürfnisse verraten kann. Das Herz schlägt nicht schneller, weil es krank ist, sondern weil Sie aufgeregt sind. Nehmen Sie das wahr, beobachten Sie sich aber nicht ständig ängstlich und messen oder zählen Sie nicht körperliche Veränderungen, denn dies wäre ja eine Analyse oder eine Bewertung (»Da ist etwas gefährlich, das ich überwachen muss«). Mit dieser inneren Haltung können Sie lernen, Ihre Gefühle wertzuschätzen und zu akzeptieren, der Herzschlag beruhigt sich dann von ganz allein. Das Wahrnehmen Ihrer Gefühle, ohne gleich »Gegenmaßnahmen« zu unternehmen, stellt eine wichtige Strategie und einen ersten Schritt auf dem Weg dar, Ihren Emotionen angemessen Ausdruck zu verleihen. Wir nennen das Achtsamkeit! Sie können dies immer bei den Entspannungs- und Atemübungen anwenden, später auch in Stresssituationen.

Finden Sie Symbole für Ihre Gefühle

Sie müssen Gefühle nicht immer zwangsläufig präzise benennen (beispielsweise Angst, Trauer, Freude etc.), stattdessen können Sie Ihre Emotionen auch symbolisch beschreiben. Erinnern Sie sich an eine Situation, in der Sie ein bestimmtes Gefühl verspürten und versuchen Sie folgende Fragen zu beantworten: Wie würden Sie Ihr Gefühl benennen, wenn es ein Tier wäre? Wie würden Sie es beschreiben, wenn es eine Farbe wäre? Welche Form hätte Ihr Gefühl, wenn es eine Form annehmen müsste? Wie würde Ihr Gefühl riechen, wenn es ein Geruch wäre? Sie können sich natürlich noch weitere Platzhalter für Ihre Gefühle aussuchen und sie auf diese Weise beschreiben. Sich Ihre Emotionen in Form solcher Bilder vorzustellen, hilft Ihnen, sich in ganz besonderer Weise mit Ihren Gefühlen vertraut zu machen und sie mit einer gewissen Distanz auszudrücken, ohne dass sie zu bedrohlich wirken. Dies soll Ihnen auch erleichtern, Ihre Gefühle zu akzeptieren.

Das leichte Lächeln

Eine weitere Strategie, um Ihre Gefühle auszudrücken, besteht darin, ein »leichtes Lächeln« aufzusetzen. Führen Sie dazu folgendes Experiment durch: Verhalten Sie sich eine Woche lang sehr freundlich, lächeln Sie andere an, beim Einkaufen, wenn Sie durch die Straße gehen usw. Zeigen Sie auch dann ein leichtes Lächeln, wenn Sie gereizt sind oder wenn Sie auf eine Person treffen, die Sie eigentlich nicht leiden können. Auch wenn Sie alleine sind, sollten Sie einige Male versuchen, bewusst Ihr Gesicht zu entspannen und Ihre Mimik so zu ändern, dass Sie freundlich, leicht lächelnd schauen. Beobachten Sie dabei, welchen Einfluss das leichte Lächeln auf Ihre Stimmung und Ihre Emotionen hat. Versuchen Sie auch wahrzunehmen, welche Reaktionen Ihnen von den Personen entgegengebracht werden, die Sie angelächelt haben. Genauso, wie Sie Ihren Emotionsausdruck kontrollieren können, indem Sie ihn unterdrücken, können Sie ihn auch dazu bringen, ein Lächeln zu zeigen.

Diese willkürliche Simulation einer positiven Emotion soll Sie dazu bringen, mit Ihrem Gesichtsausdruck zu »experimentieren«, Ihnen zeigen, dass das Ausdrücken von (positiven) Emotionen auch zu positiven Reaktionen Ihrer Mitmenschen führen kann und Ihnen damit die Angst vor dem Ausdrücken von Emotionen nehmen. Ganz nebenbei hat das leichte Lächeln auch eine positive Wirkung auf Ihre Stimmung, denn Ihre Emotionen bewirken nicht nur körperliche Reaktionen, auch umgekehrt kann Ihr Körper (in diesem Fall Ihre Mimik, also das leichte Lächeln) auf Ihre Gefühle und Ihre Stimmung einwirken. So konnte beispielsweise eine Studie des deutschen Sozialpsychologen Fritz Strack zeigen, dass ein simulierter, lächelnder Gesichtsausdruck die Stimmung positiv beeinflusst (Strack, Martin u. Stepper 1988). In seiner Studie sollten die Teilnehmer einen Stift mit dem Mund festhalten, einmal mit den Lippen und einmal mit den Zähnen, und sich dabei Cartoons anschauen. Durch das Festhalten des Stiftes mit den Zähnen wurde ein Lächeln simuliert, das dazu führte, dass die Teilnehmer, die diesen Gesichtsausdruck zeigten, positivere Emotionen in Reaktion auf die Cartoons zeigten.

Eine letzte Strategie besteht darin, dass Sie bewusst Musikstücke oder Filme wählen, die zu Ihrer aktuellen Stimmung passen (oder Ihnen helfen, daraus herauszufinden) und die es Ihnen dadurch erleichtern, Ihre aktuellen Gefühle auszudrücken oder zu ändern. Wenn Ihnen danach ist, singen Sie laut mit oder tanzen Sie zu den Melodien. Alternativ können Sie sich bewusst Filme anschauen, die positive Emotionen auslösen. Natürlich können Sie auch solche Filme aussuchen, die Melancholie oder Rührung bewirken, falls Sie dazu neigen, solche Emotionen nicht zu zeigen. In beiden Fällen sollen Sie die Filme dabei unterstützen, positive und/oder negative Emotionen *auszudrücken*, aber vor allem solche Emotionen hervorzurufen, die Sie häufig *nicht* zeigen oder selten erleben.

> Zeigen Sie Ihre Emotionen, haben Sie keine Angst vor den Reaktionen Ihrer Mitmenschen!

> Provozieren Sie Gefühle bei sich durch Musik und Filme

■ **ÜBUNGEN für diese Woche:**

1. Schwingen Sie die Feder! Eine andere Form des Emotionsausdrucks ist es, seine Gedanken und Gefühle niederzuschreiben. Angelehnt an James W. Pennebakers Technik des expressiven Schreibens sollten Sie sich hierzu dreimal in dieser Woche circa 15–20 Minuten Zeit nehmen und dabei über eine emotional bedeutsame, negative Situation des Tages oder aus Ihrer Vergangenheit schreiben. Achten Sie nicht auf Grammatik oder Rechtschreibung, sondern schreiben Sie möglichst ohne Unterbrechung. Es ist wichtig, dass Sie die Situation so detailliert wie möglich beschreiben, achten Sie vor allem darauf, Ihre damaligen *Gefühle* genau darzustellen. Hingegen sollten Sie es vermeiden, zu analytisch zu schreiben und Gründe oder Bewertungen einzuflechten. Eine möglichst detaillierte, bewertungsfreie Darstellung des Erlebnisses inklusive Ihrer Empfindungen ist am hilfreichsten. Es kann passieren, dass Sie beim Schreiben erneut negative Emotionen empfinden.

Lassen Sie sich dadurch nicht entmutigen, sondern schreiben Sie an den darauffolgenden Tagen erneut über dieses oder ein anderes Ereignis. Wenn Sie möchten, lesen Sie Ihren Text einer anderen Person vor. Viele Menschen berichten, dass diese Form des Schreibens für sie sehr wertvoll war. Die negativen Emotionen gehen zudem zurück und es zeigen sich langfristig positive Wirkungen auf körperliche und seelische Gesundheit (▶ Arbeitsblatt 12.2). So konnte Pennebaker dokumentieren, dass Personen, die diese Übung ausgeführt hatten, im folgenden Jahr weniger körperliche Symptome aufwiesen und seltener zum Arzt mussten als Studienteilnehmer der Kontrollgruppe, die lediglich neutrale Ereignisse notierten (Pennebaker u. Beall 1986; Pennebaker et al. 1988; Smyth 1998). Schreiben Sie sich also das Erlebnis von der Seele!

2.   Führen Sie die Atemübungen (wie oben beschrieben) mindestens dreimal die Woche weiter, modifizieren Sie diese um Folgendes: In den letzten zwei Minuten fokussieren Sie statt auf den Atem auf Ihre Gefühle. Bewerten Sie aber nicht, es geht lediglich darum, das Gefühl wahrzunehmen. Sie können das nach und nach erweitern und etwas länger üben, wenn Sie möchten. Auch diese Meditationsübung zur »Gefühlswahrnehmung« können Sie über folgenden Link abrufen: http://www.hochschulambulanz.uni-hd.de/ambulanz_behandlungsangebot.html; klicken Sie dazu einfach auf die entsprechende Audiodatei.

Übungsbeispiel

Setzen Sie sich bequem hin, achten Sie darauf, dass Ihr Rücken gerade aufgerichtet ist, Schultern leicht nach hinten und nach unten, Sie sollten Ihre Sitzhöcker spüren. Atmen Sie nun zweimal kräftig durch die Nase ein und durch den Mund wieder aus. Andere sollten Sie dabei hören können. PAUSE. Atmen Sie normal weiter, konzentrieren Sie sich auf Ihren Brustkorb, beim Einatmen hebt er sich leicht, beim Ausatmen ziehen Sie Ihren Bauch nach innen. Konzentrieren Sie sich ausschließlich auf die Atmung, einatmen: Brustkorb hebt sich, ausatmen: Bauch zieht nach innen. Falls Sie abschweifen, kein Problem, das passiert und ist ganz normal! Nehmen Sie es nur zur Kenntnis. Fokussieren Sie einfach wieder auf die Atmung, einatmen, ausatmen. Manchmal hilft es beim Einatmen »Ein« zu denken, beim Ausatmen »Aus«. PAUSE. Kehren Sie immer wieder zu Ihrer Atmung zurück. PAUSE Beeinflussen Sie diese jetzt aktiv. Atmen Sie für etwa 4 Sekunden ein und 6 Sekunden aus. Beim Einatmen zählen Sie 1-2-3-4, beim Ausatmen 1-2-3-4-5-6. Praktizieren Sie dies für die nächsten 2 Minuten. Jetzt durchleuchten Sie von oben nach unten Ihren Körper. Beginnen Sie mit der Stirnregion, wie fühlt sich diese an? Lockern Sie die Stirn, gehen Sie weiter über die Schultern, Arme, Brust, Bauch, Po, Beine und Füße. Nehmen Sie dabei einfach nur wahr, was ist. Bewerten Sie es aber nicht. PAUSE. Konzentrieren Sie sich wieder auf die Atmung: Was fühlen Sie? Halten Sie das Gefühl einen Moment in Ihrem Bewusstsein, wechseln Sie Ihre Aufmerksamkeit zwischen Atmung und Gefühl. Nehmen Sie das Gefühl (oder die Gefühle) zur Kenntnis, analysieren und bewerten Sie diese aber nicht. Es kann hilfreich sein, die Atemzüge zu zählen: Einatmen-eins, ausatmen-zwei, einatmen-drei usw. PAUSE. Atmen Sie nun noch 10 Atemzüge, danach öffnen Sie langsam die Augen, strecken Sie sich ordentlich. Lassen Sie die Übung nachwirken, was fühlten Sie? Hatten Sie das erwartet, kam es unerwartet? http://www.hochschulambulanz.uni-hd.de/ambulanz_behandlungsangebot. html; klicken Sie dazu einfach auf die entsprechende Audiodatei.

3. Um positive Gefühle zu fördern, lächeln Sie häufiger, seien sie großzügig, machen Sie anderen ein Kompliment, loben Sie sich selbst. Wenn Sie im Büro arbeiten, nehmen Sie einfach mal Ihren Stift in den Mund und halten ihn mit den Zähnen fest, das simuliert ein Lächeln und sollte Ihre Stimmung verbessern.

Woche 4: Neubewertung: die Kunst die Dinge ins richtige Licht zu rücken

© Springer-Verlag GmbH Deutschland 2018
S. Barnow, *Gefühle im Griff!*,
https://doi.org/10.1007/978-3-662-54637-6_13

> Die Menschen werden nicht durch Dinge beunruhigt, sondern durch die Ansichten, die sie darüber haben. (Epiktet, stoischer Philosoph 50 n. Chr.)

Verändern Sie die Art und Weise, wie Sie über Dinge denken und fühlen

Unser Gehirn verarbeitet (bewusst oder unbewusst) permanent äußere und innere Reize. Alle Reize werden über die Sinnesorgane (Hören, Sehen, Riechen, Tasten, Schmecken) empfangen und dann intern verarbeitet (u. a. bewertet) und zusammengefasst. Anschließend werden Informationen der inneren und der Außenwelt miteinander abgeglichen. Es existieren somit zumindest zwei Zugangswege, um Emotionen zu beeinflussen. Erstens: Sie verändern die Außenwelt so, dass Sie sich darin halbwegs entspannt und gelassen fühlen; oder zweitens: Sie verändern Ihre Innenwelt (Gedanken, Bewertungen) so, dass sie eine entspanntere Wahrnehmung und Interpretation der Außenwelt zulässt. Beide Varianten haben ihre Berechtigung. Menschen, die ins Kloster gehen, um beispielsweise an einem Retreat teilzunehmen, verändern also nicht primär (wie oft postuliert) ihre Innenwelt und Gedanken (dies geschieht möglicherweise nach langem Aufenthalt dort), sondern erst einmal ihre Außenwelt (abgeschieden, einfach, genügsam). Dies kann schon enorm entlastend sein und wirkt natürlich auch auf die entsprechende Person ein. Bei der Neubewertung von Situationen wird jedoch eher die Art und Weise, *wie Sie über Dinge denken und fühlen,* beeinflusst. Möglicherweise ist das ein Grund dafür, warum diese Strategie so wirksam ist und, wenn richtig angewandt, Wohlbefinden steigert. Sie ermöglicht Ihnen eine gewisse Unabhängigkeit von äußeren Bedingungen.

Ihre Bewertungen der Dinge haben Einfluss auf Ihre Emotionen

■ **Was bedeutet Neubewertung?**

Ist Ihnen auch schon einmal aufgefallen, dass sich Situationen ganz unterschiedlich auf Ihre Emotionen auswirken können, je nachdem wie Sie diese bewerten? So könnten Sie beispielsweise ein knappes Telefonat mit einem Freund negativ einschätzen (»Er interessiert sich nicht für mich«) und dabei Enttäuschung empfinden. Sie könnten jedoch auch versuchen, eine andere (positivere) Bewertung vorzunehmen (»Er ist momentan sehr beschäftigt« oder »Er telefoniert grundsätzlich ungern«). Wie würde sich dies auf Ihre Emotionen auswirken? Unter Neubewertung verstehen wir eine veränderte Bewertung einer emotionsauslösenden Situation und zwar so, dass *diese weniger emotional belastend* für uns ist. Dadurch kann die emotionale Bedeutung, die eine Situation hat, modifiziert werden. Emotionen können damit verändert oder in ihrer Intensität abgeschwächt bzw. auch verstärkt werden. Beispielsweise schreiben Sie sich einen Erfolg selbst zu, anstatt diesen lediglich auf glückliche Umstände zu beziehen.

In den meisten Fällen wird Neubewertung eingesetzt, um emotions- oder stressauslösende Situationen mithilfe von Umdeutungen in einem positiveren Licht zu sehen. Die neue, positivere Bewertung führt dazu, dass negative Emotionen abgeschwächt oder gar nicht erst ausgelöst werden. Demgegenüber werden vermehrt positive Gefühle erlebt. Neubewertungen haben allerdings nichts mit »positivem Denken« zu

Eine distanziertere Haltung, weniger negative Gefühle und mehr positive Gefühle durch Neubewertung

tun. Dieser Ansatz, alles im positiven Licht zu sehen, greift viel zu kurz und ist oft unrealistisch oder sogar schädlich. Wie soll ich einen Todesfall einer mir wichtigen Person »positiv« bewerten oder gar den Haushaltsstress am Abend oder den Kollegen, den ich nicht mag und der mich stresst? Neubewertungen versuchen hingegen, eine reale Situation aufzugreifen und so zu bewerten, dass sich *eine distanziertere Sichtweise* ergeben kann, die bei negativen Situationen entlastet, beispielsweise, indem Sie eine andere Perspektive einnehmen.

■ Wie funktioniert Neubewertung?

Besonders in emotional bedeutsamen Situationen laufen die emotionalen Reaktionen oft automatisch ab. Ist jemand sehr wütend, neigt er aufgrund der Aufregung dazu, andere (hilfreichere) Erklärungen für die Situation zu übersehen. Diese automatisierten Bewertungen machen eine Neubewertung der Situation schwer, manchmal auch unmöglich. Daher ist es sinnvoll, zunächst Distanz zu schaffen, um die automatische Bewertung und emotionale Reaktion zu unterbrechen. Hierzu gibt es einige hilfreiche Mittel:

- Nehmen Sie die Position eines neutralen Beobachters ein: Wie würde er die Situation bewerten?
- »Erzählen« Sie die Geschichte in Gedanken einem Freund. Vielleicht werden Sie dabei auf neue Aspekte der Situation aufmerksam.
- Machen Sie eine Liste und schreiben Sie Ihre Gedanken auf, danach überlegen Sie sich eine neue, für Sie hilfreichere Bewertung (detailliert ▶ Arbeitsblatt 13.1).

Durch das Schaffen von Distanz kann es gelingen, die Situation noch einmal ruhiger zu betrachten und so neu zu bewerten. Die Neubewertung ermöglicht auch eine konstruktivere Einschätzung der Situation, da Aspekte berücksichtigt werden, die zuvor in der Aufregung möglicherweise zu kurz gekommen wären.

In der folgenden Tabelle sind zwei gegensätzliche Bewertungen derselben Situation gegenüber gestellt. Aus den Bewertungen folgen wiederum unterschiedliche Emotionen und Handlungen. Anhand dieser Gegenüberstellung wird deutlich, dass aus der Neubewertung ein völlig anderer Verlauf einer bestimmten Situation folgen kann, der möglicherweise ein positiveres Erleben mit sich bringt.

> Nehmen Sie eine distanzierte Haltung ein!

> Neubewertung eröffnet neue Wege für Denken, Handeln und Fühlen

Situation	Jemand kritisiert Sie	
Bewertung	Reaktion 1: Ich bin schlecht, ich kann nichts wirklich, meine Leistung ist unzureichend.	Reaktion 2: Was ist dran an der Kritik? Wo könnte ich mich nächstes Mal verbessern? Ich werde einige Vorschläge beim nächsten Mal integrieren, Kritik hilft mir dabei mich weiterzuentwickeln …
Emotion	Sie fühlen sich beleidigt, traurig oder wütend	Sie sind interessiert, nachdenklich, optimistisch, es nächstes Mal besser zu machen, eventuell sogar dankbar
Handlung	Sie ziehen sich zurück und meiden die Person, Sie beschweren sich bei anderen und reden sich immer mehr in Rage …	Sie lernen, notieren sich die Punkte, haben das Gefühl, dass Sie sich weiterentwickeln und verbessern können.

Hilfreiche Fragen

Probleme und damit assoziierte negative Gedanken gehören zum Leben mit dazu, sie können uns bedrücken und in eine schlechte Stimmung versetzen. Andererseits haben wir auch die Möglichkeit, diese als Herausforderung zu sehen. Hilfreiche Fragen, die zu einer Neubewertung führen können, sind unter anderem: »Ist meine Situation wirklich so schlimm?« (Hier könnten Sie Ihr Problem in Relation zu Problemen anderer Menschen setzen; siehe auch ► Kap. 11, Anti-Grübel-Strategien), »Was wäre, wenn alles so bliebe?« (Ist es wirklich nicht aushaltbar?). Wenn Sie an sich zweifeln und alles hinterfragen, bietet es sich an, sich klar zu machen, dass das IHRE Gedanken sind, Sie könnten also eine Neubewertung einleiten mit der Frage: »Denken andere auch so über mich?«. Es hat sich nämlich in vielen Studien gezeigt, dass speziell ein überkritischer Umgang mit sich selbst mit Stimmungsschwankungen und Depressionen assoziiert ist – und diese auch begünstigen (Abela et al. 2006). Typische depressionsfördernde Gedanken sind: »Ich muss perfekt sein!« (*Wirklich?* Wer sagt das?) Oder: »Man darf seine Fehler nicht zeigen!« (*Warum eigentlich nicht*, sind andere fehlerlos, ist es nicht auch sympathisch, wenn Menschen Schwächen haben?).

Distanz schützt vor negativen Emotionen

Eine weitere Studie zeigt zudem, dass sich eine distanzierte Betrachtungsweise positiv auf unseren Gefühlszustand auswirken kann (Kross et al. 2012). Hierbei wurden depressive Personen aufgefordert, sich ein besonders trauriges Erlebnis ins Gedächtnis zu rufen und ihre damit verbundenen Gefühle entweder aus der eigenen Perspektive zu analysieren (»Warum habe ich mich damals so gefühlt?«) oder aus der Perspektive eines distanzierten Beobachters (»Warum hat Frau/Herr Müller sich damals so gefühlt?«). Personen, die ihr Erlebnis distanziert betrachteten, erlebten infolgedessen weniger negative Stimmungen als Personen, die das Erlebnis aus der Ich-Perspektive analysierten (◘ Abb. 13.1). Die Dinge mit Distanz zu betrachten – also eine »objektivere« Perspektive einzunehmen – kann Sie also vor negativen Emotionen schützen.

Hinterfragen Sie Ihre Überzeugungen und Einstellungen!

Manchmal ist es auch hilfreich, Lebenskonzepte und Einstellungen kritisch zu hinterfragen, beispielsweise die Ansicht, dass materielle Güter glücklich machen und es deshalb nötig ist, immer mehr Geld zu verdienen. Oder sich zu fragen, ob beispielsweise ein neues Auto oder das neuste Handy tatsächlich längerfristig mit mehr positiven Gefühlen verbunden ist. Solche Überzeugungen werden oft einfach gelebt, Neubewertungen (Hinterfragen: »Ist das wirklich so? Was benötige ich eigentlich um glücklich zu sein?) finden nicht statt. Der Nobelpreisträger und Psychologe Daniel Kahneman formuliert es sinngemäß so: *Glücklich ist jemand, der sich in einer angenehmen Situation befindet und diese intensiv erlebt.* Es kommt also darauf an, was und wie man gerade erlebt. Machen Sie hierzu einen kleinen Gedankentest: Schließen Sie die Augen und lassen nun glückliche Momente aus ihrem Gedächtnis aufscheinen. Was erinnern Sie? Ihr neustes Auto? Die meisten Menschen erinnern sich an schöne Momente mit anderen Menschen, den ersten Kuss oder, einen schönen Urlaub. Kaum jemand berichtet das letzte Einkaufserlebnis. Materialismus kann längerfristig mit Gefühlen der Leere und Sinnlosigkeit einhergehen, wenn

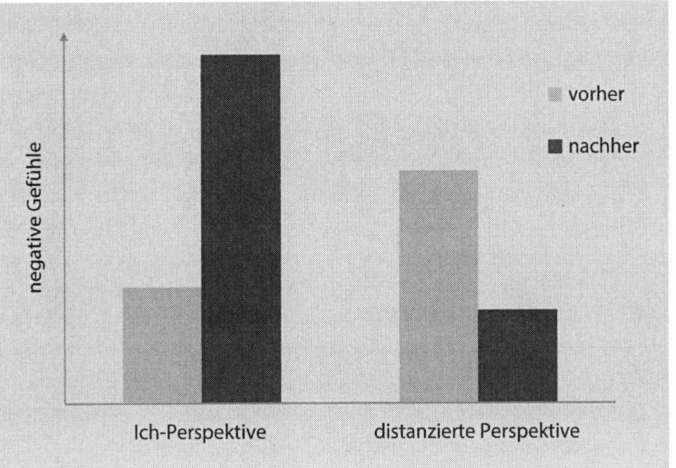

Abb. 13.1 Das Ausmaß negativer Gefühle in Abhängigkeit von der jeweiligen Perspektive (Ich vs. distanziert) einmal vor dem Versuch (hell) und einmal nachdem die Teilnehmer aufgefordert wurden, sich an ein negatives Erlebnis zu erinnern (dunkel). Die Einnahme einer distanzierten Haltung führt zu wesentlich weniger negativen Gefühlen als die Einnahme der Ich-Perspektive (adaptiert nach Kross et al. 2012 und übersetzt von Sven Barnow, mit freundlicher Genehmigung der APA.) Hinweis: Diese Grafik erschien ursprünglich in englischer Sprache im Artikel »Asking why from a distance: Its cognitive and emotional consequences for people with major depressive disorder« von E. Kross, D. Gard, P. Deldin, J. Clifton & O. Ayduk, in der Zeitschrift Journal of Abnormal Psychology, Volume 121, © 2012 by the American Psychological Association (APA), Washington. Die APA ist nicht verantwortlich für die Korrektheit der Übersetzung. Die Übersetzung darf ohne schriftliche Genehmigung durch die APA nicht reproduziert und verbreitet werden.

materielle Dinge plötzlich nicht mehr Freude bereiten, sondern nur noch Überdruss, oder wenn festgestellt wird, dass sie Einsamkeit und Leere eher verstärken.

■ **Wann ist eine Neubewertung hilfreich?**

Die Neubewertung einer Situation steht in der Regel *zeitlich vor* dem Auslösen einer emotionalen Reaktion. Damit ist gemeint, dass beispielsweise die Stärke der emotionalen Reaktion nach einem Konflikt auch von der Bewertung abhängt. Der »Konflikt« mag zwar real sein, aber wenn ich diesen aus einer distanzierten Perspektive bewerte, wird die Reaktion abgemildert ausfallen. So werden bestimmte Emotionen, die sonst mit einer Situation einhergegangen wären, gar nicht erst erlebt oder sie treten nur in abgeschwächter Form auf. Ein Beispiel: Frau Müller (Name geändert) versucht meist, es allen recht zu machen. Wirkt jemand unzufrieden, versucht sie, dies aus der Welt zu schaffen. Sie bewertet also jegliche Art von Anspannung als sehr negativ (»Das halte ich jetzt nicht aus«, »Ich muss dafür sorgen, dass der andere sich wohl fühlt«). Sie wird dadurch ihre eigenen Bedürfnisse kaum noch wahrnehmen, da sie immer nur bei den Bedürfnissen der anderen ist. Sie könnte nun alternativ, bevor sie emotional reagiert, denken: »Das ist jetzt nicht mein Bier, ob Person X oder Y sich wohl fühlt« (Neubewertung). Dies würde bewirken, dass sie entspannter und gelassener bleibt, selbst wenn sie Anzeichen von Unzufriedenheit bei anderen spürt. Ganz ähnlich funktioniert das bei vielen Menschen, die nicht »Nein« sagen können, weil sie sich dann unwohl fühlen (»Wenn ich nein sage, werde ich nicht mehr gemocht«). Auch hier wäre eine Neubewertung hilfreich und zwar bevor die emotionale Reaktion einsetzt (»Ja, ich habe ein Recht darauf, ‚Nein' zu sagen, ich muss Prioritäten setzen«).

Die positive Wirkung von Neubewertungen

Da Neubewertung auf die hilfreiche Umdeutung einer Situation abzielt, werden mit dem Einsatz dieser Strategie positivere emotionale und körperliche Reaktionen erlebt. Zudem treten weniger negative Emotionen auf. Demgegenüber gehen mit negativen und unangemessenen Bewertungen oft depressive Gefühle einher, wie oben bereits dargestellt. Ganz wichtig hierbei ist es, den Unterschied zum Grübeln zu verstehen: Neubewerten findet oft unmittelbar nach der auslösenden Situation und *vor* der emotionalen Reaktion statt, hilft also diese abzuschwächen. Manchmal mag es auch sinnvoll sein, eine problematische Situation nachträglich neu zu bewerten (beispielsweise durch einen Perspektivwechsel, siehe weiter unten). Ist eine Neubewertung erfolgt und führt diese zur Abschwächung des Gefühls, kann die Regulation beendet werden.

> **Merke**
>
> Neubewerten ist eine der hilfreichsten Strategien, die wir kennen, um Gefühle unter Kontrolle zu bekommen. Oft wird durch den Einsatz von Neubewertung das Erleben von negativen Emotionen verringert. So sind mehr geistige Ressourcen für andere Aufgaben oder Handlungen verfügbar. Es konnte beispielsweise gezeigt werden, dass mit der Anwendung von Neubewertung eine erhöhte geistige Leistungsfähigkeit in Form von besseren Gedächtnisleistungen einhergeht. Auch ein Zusammenhang zwischen Neubewertung und besseren sozialen Interaktionen wurde dokumentiert. Darüber hinaus hat das Erleben von vermehrt positiven und weniger negativen Emotionen ein erhöhtes psychisches und körperliches Wohlbefinden zur Folge (John u. Gross 2004).

Am besten ist es, solche Neubewertungen dann vorzunehmen, wenn die Gefühle noch gar nicht so hochgekocht sind, also eine gewisse Intensität nicht überschreiten. Bevor Sie also in die Luft gehen, könnten Sie die Situation erst einmal neu bewerten.

Nehmen Sie die Perspektive Ihres Gegenübers ein!

Die effektivste Form der Neubewertung ist der *Perspektivwechsel*. Das konnte in einer Übersichtsarbeit gezeigt werden (Webb, Miles u. Sheeran 2012). Damit ist gemeint, dass Sie versuchen, die Situation als neutraler Betrachter zu sehen. Ein Beispiel: In einem Streitgespräch könnten Sie (soweit möglich) die Perspektive des anderen einnehmen:

Warum reagiert er so? Wie geht es ihm, wenn er sich so verhält? Wir alle haben nämlich unsere Schwächen und Unzulänglichkeiten. Eine Mitarbeiterin von mir, die mich häufiger kritisierte, was ich als unangemessen empfand, konnte ich viel besser verstehen, nachdem mir deutlich wurde, wie sehr sie sich durch mich zurückgesetzt fühlte, da ich mich wenig für ihre Forschungsbefunde interessierte. So etwas hilft nicht nur, eine Situation zu entschärfen, sondern mindert negative Gefühle deutlich ab. Schließlich versteht man plötzlich, dass auch andere unter irgendetwas leiden, nach Anerkennung streben, Stärken und Schwächen haben. Die wichtigsten Informationen zur Neubewertung finden Sie zusammengefasst auf dem ▶ Arbeitsblatt 13.2.

- **ÜBUNGEN für diese Woche:**

1. Probieren Sie doch einfach einmal aus, eine Situation, die für Sie emotional bedeutsam ist, neu zu bewerten. Nutzen Sie dabei zunächst die Coaching-Technik, um Distanz zu gewinnen. Hierbei könnten Sie mit sich selbst ein Gespräch führen. Beginnen Sie mit den problematischen Gedanken, beispielsweise: »Mir geht es schlecht, ich werde nie wieder aus dieser Krise finden.« Dann stellen Sie sich vor, Sie würden einen Freund coachen, was würden Sie ihm antworten, um zu helfen? Sie könnten ihm beispielsweise sagen, dass er es bisher immer geschafft hat. Sie könnten argumentieren, dass das Leben Höhen und Tiefen hat, die sich wie die Gezeiten ablösen, ganz automatisch. Schreiben Sie am besten neue Gedanken auf, die Ihnen helfen. Schreiben Sie diese auf Karteikarten und legen Sie diese gut sichtbar ab, sodass Sie sie ständig sehen können. Nehmen Sie die beschrifteten Karteikarten mit zur Arbeit, stecken Sie sie in Ihre Hosen-/Handtasche und schauen Sie sich die darauf notierten hilfreichen Gedanken immer wieder an (detailliert siehe ▶ Arbeitsblatt 13.3)! Diese Technik führt dazu, dass irgendwann allein durch das Ansehen der Karteikärtchen eine Distanzierung von den negativen Gefühlen stattfindet bzw. werden Hoffnung und Optimismus verstärkt (sog. Positives Priming). Außerdem automatisieren Sie damit hilfreiche Gedanken, die sonst möglicherweise gar nicht abgerufen würden. Allgemein hilfreiche Inhalte von Neubewertungen sind (nach Schartau, Dalgleish u. Dunn 2009):

- die meisten Situationen haben auch etwas Gutes an sich, fokussiere darauf;
- auch wenn es negative Ereignisse gibt, es existieren auch positive, hilfreiche Dinge;
- Silberstreifen am Horizont (es gibt fast immer Hoffnung);
- Gezeiten: auch negative Gefühle/Situationen gehen vorüber.

Eine weitere hilfreiche Technik, um Neubewertungen zu automatisieren: Schreiben Sie jeden Abend für mehrere Monate jeweils drei positive Erlebnisse des Tages auf, begründen Sie kurz, warum diese Situationen/ Aktivitäten positiv waren (Seligman 2011).

2.   Führen Sie die Atemübungen aus den vergangenen Wochen weiter. Jetzt fokussieren Sie aber bitte die letzten 2–3 Minuten auf Ihre Gedanken. Beobachten Sie diese, bewerten Sie nicht! Stellen Sie sich vor, dass diese Gedanken nicht wirklich real sind, sondern eine Art Energie, die vorüberzieht, sich kurz materialisiert, um sich anschließend wieder aufzulösen. Versuchen Sie nicht, Gedanken nach gut oder schlecht einzuteilen, nehmen Sie diese einfach wahr. Zum Schluss lassen Sie Ihrem Geist freien Lauf, was immer er tun will, lassen Sie es zu. Üben Sie täglich.

Übungsbeispiel

Setzen Sie sich bequem hin, achten Sie darauf, dass Ihr Rücken gerade aufgerichtet ist, Schultern leicht nach hinten, Sie sollten Ihre Sitzhöcker spüren. Atmen Sie nun zweimal kräftig durch die Nase ein und durch den Mund wieder aus. Andere sollten Sie dabei hören können. PAUSE. Atmen Sie normal weiter, konzentrieren Sie sich auf Ihren Brustkorb, beim Einatmen hebt er sich leicht, beim Ausatmen ziehen Sie Ihren Bauch nach innen. Konzentrieren Sie sich ausschließlich auf die Atmung, einatmen: Brustkorb hebt sich, ausatmen: Bauch zieht nach innen. Falls Sie abschweifen, kein Problem, das passiert und ist ganz normal! Nehmen Sie es einfach nur zur Kenntnis. Fokussieren Sie dann wieder auf die Atmung, einatmen, ausatmen. Manchmal hilft es beim Einatmen »Ein« zu denken, beim Ausatmen »Aus«. PAUSE. Kehren Sie immer wieder zu Ihrer Atmung zurück. Beeinflussen Sie diese jetzt aktiv. Atmen Sie etwa 4 Sekunden ein und 6 Sekunden aus. Beim Einatmen zählen Sie 1-2-3-4, beim Ausatmen 1-2-3-4-5-6. Leeren Sie sich dabei vollkommen. Praktizieren Sie dies für die nächsten 2 Minuten. Jetzt durchleuchten Sie von oben nach unten Ihren Körper. Beginnen Sie mit der Stirnregion, wie fühlt sich diese an? Lockern Sie die Stirn, gehen Sie weiter über die Schultern, Arme, Brust, Bauch, Po, Beine und Füße. Nehmen Sie dabei nur wahr, was ist. Bewerten Sie es aber nicht. PAUSE. Wiederholen Sie das mehrfach für die nächsten 1–2 Minuten. Nun konzentrieren Sie sich wieder auf die Atmung: Was denken Sie? Beobachten Sie Ihre Gedanken, sie ziehen vorüber, sie kommen und gehen. Ein Gedanke produziert den nächsten Gedanken. Wechseln Sie Ihre Aufmerksamkeit zwischen Atmung und Wahrnehmung der Gedanken. Halten Sie aber nichts fest, alles fließt. Nehmen Sie die Gedanken einfach zur Kenntnis, analysieren und bewerten Sie diese nicht. PAUSE. Zählen Sie Ihre Atemzüge, während Sie immer wieder Ihre Gedanken wahrnehmen. Einatmen-eins, ausatmen-zwei, einatmen-drei usw. PAUSE. Lassen Sie für die nächsten 30 Sekunden Ihren Geist einfach tun, was immer er tun will. Atmen Sie nun noch 10 tiefe Atemzüge, danach öffnen Sie langsam die Augen, strecken Sie sich ordentlich.
Sie finden auch für diese Übung eine gesprochene Anleitung. Gehen Sie hierzu auf folgenden Link: http://www.hochschulambulanz.uni-hd.de/ambulanz_behandlungsangebot.html und klicken Sie auf die Audiodatei »Mit Gedanken umgehen«.

3.   Sie sollten die »Gedanken zu Federn«-Übung, wann immer Sie mögen, fortführen. Am besten tun Sie dies jeweils zur gleichen Zeit am selben Ort, sie können die Übung auch immer als Abschluss der Meditationsübung verwenden oder alternierend.

4.   Gibt es eine oder mehrere Situationen, in denen Sie immer wieder heftig reagieren, stärker als Sie eigentlich wollen? Psychologen nennen das *emotionale Marker*. Das bedeutet, dass die ursächliche Situation nicht die Heftigkeit der Reaktion erklärt. In diesem Falle sollten Sie dies einmal genau analysieren. Was ist der »Trigger-Gedanke«? Haben Sie diesen identifiziert, sollten Sie anschließend wie im ► Arbeitsblatt 13.1 beschrieben alternative Gedanken aufschreiben und diese immer wieder sofort anwenden, wenn es zu einer ähnlichen Situation (und Bewertung) kommt.

Woche 5: Akzeptanz

© Springer-Verlag GmbH Deutschland 2018
S. Barnow, *Gefühle im Griff!*,
https://doi.org/10.1007/978-3-662-54637-6_14

Quo nos fata trabunt retrahunque sequamur (Man muss es annehmen, wie es kommt; Vergil, römischer Dichter 70 v. Chr.; aus: Wander et al. 1867)

■ Was bedeutet Akzeptanz?

Wenn Sie negative Emotionen wie Trauer, Schuld oder Ärger erleben, möchten Sie diese Gefühle vermutlich meist (aber vielleicht nicht immer) schnell abschwächen oder beenden, um sich besser zu fühlen. Manchmal ist dies aber nicht möglich, da es Situationen gibt, auf die man keinen oder nur wenig Einfluss hat, unter anderem der Tod eines geliebten Menschen, verschiedene Ungerechtigkeiten, eine schwere Erkrankung oder gesellschaftliche beziehungsweise Naturereignisse. Natürlich ist es möglich, diese Situationen einfach auszublenden oder sich immer wieder zu fragen, warum dies gerade »mir« passiert (»Warum ich?«). Dies ist jedoch wenig hilfreich, denn dadurch wird das Leiden meist erst recht verstärkt. Ein Beispiel: Eine Patientin kommt zu mir in die Sprechstunde, sie beklagt sich über ihren Bruder, der sie betrogen und ihr eine viel zu hohe Rechnung gestellt habe. Dabei ging es um verschiedene Planungsarbeiten für ein Haus. Ein Streit entbrennt, meine Patientin möchte die Rechnung nicht begleichen, schließlich vermitteln die Eltern und bezahlen diese. Doch anstatt den Eltern zu danken, verbittert die Patientin. Sie beklagt sich bei mir, dass diese Ungerechtigkeit nicht aus der Welt sei, der Bruder sei mit seinem Betrug durchgekommen. Das werde sie nicht hinnehmen. Sie leidet inzwischen unter Schlafstörungen, Nahrungsmittelunverträglichkeiten, sie ist verbittert und wirkt ganz auf dieses Problem fokussiert. Mein Versuch, ihr deutlich zu machen, dass ihre Symptome nicht so sehr durch das Problem an sich, sondern durch ihren Umgang damit verursacht seien und dass es besser wäre, wieder ins Leben zurückzukehren und für sich zu sorgen, bringt erst einmal eine gewisse Beruhigung in das Gespräch. Den zweiten Termin sagt sie aber schließlich ab, denn eigentlich hatte sie von mir nur die Bestätigung haben wollen, dass sich ihr Bruder dissozial verhalte und zur Verantwortung gezogen werden müsse. Mit anderen Worten: Sie suchte eine Unterstützung für ihr Verhalten, jemanden, der »mit ihr in den Kampf« zieht. Außerdem versuchte sie, Kontrolle über das Ereignis dadurch zu erlangen, dass sie den Bruder pathologisierte (denn »normale« Menschen tun so etwas nicht). Das Problem war, dass sie von dem Irrglauben ausging, dass es Ungerechtigkeiten nicht geben darf und diese aus der Welt zu schaffen seien.

Ungerechtigkeiten geschehen allerdings ständig. Oder ist es gerecht, wenn ein Kind stirbt? Wenn jährlich tausende von Menschen im Straßenverkehr verunglücken oder im Krieg Millionen Menschen umkommen? Traumata geschehen, sie sind oft sinnlos und nicht zu verstehen. Man sollte nun nicht abstumpfen und dem Nihilismus frönen. Stattdessen wäre eine Akzeptanz dafür hilfreich, dass es Dinge gibt, die sich erst einmal nicht ändern lassen (und sich damit unserer Kontrolle entziehen). Allerdings heißt das nicht, dass Sie nichts tun könnten. Sie können sich beispielsweise sozial engagieren. Auch ist nichts dagegen einzuwenden, ihr Recht einzufordern und möglicherweise dies auch einzuklagen.

Ungerechtigkeiten und Schicksalsschläge akzeptieren

Allerdings sollten Sie abwägen, wann es sich lohnt zu kämpfen und was Sie dadurch erreichen? Trifft Sie hingegen ein Ereignis, dass nicht änderbar ist, ist oft die beste Strategie, das Ereignis und die Folgen erst einmal zu akzeptieren. Dabei geht es aber nicht darum, es einfach hinzunehmen, sondern eher darum, die damit verbundenen Gefühle, wie unter anderem Traurigkeit oder Ärger *anzunehmen*. Ungerechtigkeiten sind Teil des Lebens. Akzeptanz bedeutet also *nicht* gegen etwas anzukämpfen, das schon geschehen ist und sich nicht ändern lässt. Die Kunst ist es zu unterscheiden, was man besser akzeptiert und wann es sich lohnt zu kämpfen. Im Falle meiner Patientin wäre die Strategie der Akzeptanz und damit des »Loslassens« sicher hilfreich gewesen.

Merke

Zusammenfassend lässt sich also sagen: In den oben beschriebenen Beispielen ist der Versuch, die eigenen Emotionen zu kontrollieren, entweder sehr kraftraubend, da diese von unbeeinflussbaren Faktoren bestimmt werden, oder sogar schädlich, wenn ungünstige Formen der Bewältigung (beispielsweise Alkoholkonsum oder immer wieder »Durchgehen« von negativen Ereignissen und Ungerechtigkeiten (▶ Kap. 11) gewählt werden. In diesen Situationen kann es daher hilfreich sein, die eigenen Gefühle zunächst einmal zu akzeptieren. Akzeptanz meint *das Annehmen der eigenen Emotionen, wie sie aktuell erlebt werden, ohne diese dabei zu bewerten oder zu verurteilen.* Dabei werden die damit verbundenen Gefühle, Gedanken und körperlichen Empfindungen zwar erst einmal hingenommen, jedoch kein Versuch einer Veränderung, Kontrolle oder Vermeidung unternommen. Akzeptanz umfasst also die Bereitschaft, die inneren Erfahrungen anzunehmen und zu erleben, selbst wenn diese unangenehm sind. Dazu gehört auch das Wissen, dass die aktuellen Emotionen nicht ewig andauern, sondern sich mit der Zeit verändern oder abschwächen werden. *Akzeptanz bedeutet also das bewusste Annehmen der aktuellen Situation und der daraus resultierenden Gefühle ohne den Versuch, diese zu verändern.*

Die eigenen Gefühle annehmen, ohne sie zu verurteilen

■ Wie funktioniert Akzeptanz?

Akzeptanz ist nicht gleichzusetzen mit Resignation! Zu akzeptieren bedeutet nicht, aufzugeben oder in den negativen Gefühlen zu schwelgen. Die aktuellen Gefühle, Gedanken und körperlichen Empfindungen sollen vielmehr wahrgenommen und bewusst erlebt werden. Die Idee dahinter ist, dass das Bewältigen bestimmter Situationen oft erst dann möglich ist, wenn man das Problem als solches akzeptiert hat und seine Existenz nicht verleugnet. Wenn Sie beispielsweise Ihre Angst vor einer bestimmten Situation oder einem Ereignis bisher unterdrückt haben

Akzeptieren bedeutet nicht resignieren!

Akzeptanz fördert eine distanziertere Haltung

und diese nicht wahrhaben wollten, ist es ein erster Schritt, sich selbst einzugestehen, dass diese Angst sehr wohl präsent und einflussreich ist.

Das Akzeptieren und Eingestehen der eigenen Emotionen kann auch zu einer distanzierteren Haltung beitragen. Zur Veranschaulichung stellen Sie sich folgende Situation vor: Sie werden als Fahrradfahrer von einem Auto abgedrängt und verletzt. Der Autofahrer ist einfach weitergefahren, Sie haben danach wochenlang Schmerzen. Wut und Ärger sind natürliche Reaktionen auf so ein Erlebnis. Es ist einfach ungerecht! Was aber, wenn dies anhält und von nun an Ihr Denken und Fühlen bestimmt, Sie immer wieder über diese Ungerechtigkeit nachgrübeln) und sich damit wieder und wieder in Rage bringen (was den Schmerz im Übrigen verstärken wird)? In dieser Situation wäre ein solches Verhalten wenig hilfreich und würde dazu führen, dass sich Ihre Heilung (körperlich und seelisch) verzögert oder Sie gar verbittern. Stattdessen wäre es besser zu akzeptieren, dass solche Dinge passieren und dass es im Leben nicht immer gerecht zugeht, wie bereits oben beschrieben. Diesmal hat es Sie getroffen, wie abertausende andere Menschen auch.

Akzeptanz eröffnet Ihnen neue Möglichkeiten, Ihr Leben zu gestalten

In einem öffentlichen Vortrag bemerkte einmal eine bekannte Sportlerin, die nach einem unverschuldeten Unfall querschnittgelähmt war, wie sehr sie mit sich haderte und sich immer wieder die Frage stellte: »*Warum ich?*« Irgendwann hatte sie ein Schlüsselerlebnis: Sie sah nämlich ein Kind, ebenso wie sie an den Rollstuhl gefesselt war, ihr aber voller Lebenslust erschien. Danach fragte sie sich: »Warum ich NICHT?« Dies leitete eine neue Lebensphase ein, die nach und nach zur Besserung ihres psychischen Zustandes führte. Sie akzeptierte, dass es sie getroffen hatte und es nun an ihr war, das Beste daraus zu machen. Sie fragte sich also: »Was kann ich jetzt tun? Welchen Sport kann ich noch ausüben? Wie gebe ich meinem Leben wieder einen Sinn?« Nach dem Prozess der Akzeptanz könnte sie das Ereignis und die damit assoziierte Emotion verarbeiten und sich wieder ihrem »normalen« Leben zuwenden.

Eine achtsame Grundhaltung einnehmen

Dieses Beispiel gibt einen Eindruck davon, wie Akzeptanz als Emotionsregulationsstrategie aussehen kann. Eine konkrete Anleitung zur Umsetzung von Akzeptanz ist jedoch nur schwer zu formulieren, da Akzeptanz vorwiegend auf bestimmten Grundeinstellungen beruht. Entscheidend ist vor allem eine achtsame Haltung, die eine Wahrnehmung und Beschreibung von Erlebnissen beinhaltet, ohne diese zu bewerten. Entsprechend erfordert die Umsetzung von Akzeptanz das Einüben von Gelassenheit und der Fähigkeit der reinen Beobachtung von Ereignissen (ohne Bewertung). Die Übungen für diese Woche illustrieren, wie man eine solche achtsame und annehmende Haltung trainieren kann (siehe Seiten 105ff).

■ **Unter welchen Bedingungen ist Akzeptanz hilfreich?**

Akzeptanz ist dann sinnvoll, wenn eine Situation nicht verändert werden kann

In den oberen Abschnitten wurden bereits einige Beispiele hinsichtlich verschiedener Situationen aufgeführt, in denen die Akzeptanz der eigenen Emotionen eine nützliche Strategie darstellt: Akzeptanz ist beispielsweise hilfreich, wenn wir keine Kontrolle über die emotionsauslösenden Faktoren haben. Akzeptanz führt zu einem Verständnis und auch zu einer distanzierteren Betrachtungsweise der eigenen Emotionen, ohne jedoch unmittelbar eine Entlastung herbeizuführen. Das ist auch ein Grund dafür, dass Patienten Akzeptanztechniken erst einmal ablehnen, denn sie möchten, dass ihre Symptome sofort verschwinden.

In wissenschaftlichen Untersuchungen konnte der Nutzen der Strategie Akzeptanz jedoch belegt werden: Die Anwendung dieser Form der Emotionsregulation ging mit einem geringeren Ausmaß an körperlicher und psychischer Beeinträchtigung einher. Weiterhin konnte ein Zusammenhang mit geringerer Depressivität und vermehrt positiven Gefühlen nachgewiesen werden (Hofmann et al. 2010). Auch zeigte sich in einer Studie, die die Auswirkungen von Akzeptanz mit denen der Gefühlsunterdrückung einer emotionalen Reaktion nach einem negativen Ereignis verglich, dass mit dem Akzeptieren der negativen Emotionen eine schnellere Distanzierung vom auslösenden Ereignis und den damit verbundenen Gefühlen möglich war. Personen, die hingegen ihre Gefühle vor allem unterdrückten, berichteten von größeren Problemen, in den Alltag zurückzufinden (Campbell-Sills et al. 2006). Zudem belegen verschiedene Studien die zunehmende Bedeutung der Akzeptanz für psychische und körperliche Gesundheit bei älteren Menschen (Brassen et al. 2012). Dies ist auch gut nachvollziehbar. Mit zunehmendem Alter ist man nämlich häufiger Situationen und Ereignissen ausgesetzt, die sich nicht ändern lassen (u. a. Tod enger Angehöriger) bzw.

Studien belegen die positive Wirkung von Akzeptanz

Merke
Akzeptanz bedeutet nicht, aufzugeben und in seinen negativen Emotionen zu schwelgen! Das Tolerieren und Annehmen der eigenen Empfindungen kann vielmehr dazu beitragen, diese langfristig zu verbessern, beispielsweise durch ein erhöhtes Verständnis oder eine veränderte Beziehung zu den eigenen Emotionen. Akzeptanz meint auch nicht, etwas neu zu bewerten (▶ Kap. 13), sondern eine momentan nicht änderbare Situation als solche anzunehmen und zu verstehen. Akzeptanz kann auch durchaus erst einmal schmerzliche Empfindungen auslösen. Den meisten meisten Menschen fällt es beispielsweise schwer, ihre eigene Endlichkeit zu akzeptieren. Eine meiner Studentinnen berichtete mir nach einem Seminar, wie sehr sie der Tod beschäftige, sie könne sich einfach nicht vorstellen, dass sie und ihre Familie irgendwann einmal ausgelöscht seien. Sie war nicht in der Lage, dies zu akzeptieren. So geht es sicher vielen von uns. Doch diese Einstellung spiegelt unseren Umgang mit solchen »Wahrheiten« wider. Wir leugnen sie einfach oder stürzen uns in Aktionismus, um angstvolle Gedanken

Die Endlichkeit akzeptieren

»wegzumachen«. Manchmal gelingt das und natürlich ist es auch nicht notwendig, sich immer wieder mit schmerzvollen Wahrheiten zu beschäftigen. Aber wenn Sie die Natur als Vorbild nehmen – das ständige Kommen und Gehen, das immer wieder Neu-Entstehen und Sterben, der Wechsel der Jahreszeiten – hat das nicht alles seinen Sinn? Ist es nicht gerade die Endlichkeit, die die Qualität des Lebens bewirkt? Ist nicht etwas, das endlos zur Verfügung steht, wertlos? Akzeptanz der Endlichkeit kann auch bewirken, dass Sie Ihr Leben bewusster leben, die Lebenszeit als eine Art Geschenk ansehen. Ein Freund von mir erzählte mir einmal, dass er immer während des Winters schlecht gelaunt sei, er erwarte dann sehnsüchtig den Sommer herbei. Auch hinter dieser Einstellung verbirgt sich Nicht-Akzeptanz: Der Winter ist nun einmal Bestandteil der vier Jahreszeiten und ist es nicht eine unglaubliche Verschwendung von Lebenszeit, diese Zeit nicht auch als bereichernd wahrzunehmen? Der Winter leitet Veränderungen ein, unter anderem das Wachsen und Blühen und das Neuentstehen. Wollen wir auf all das verzichten? Und übrigens mal ganz nebenbei: Menschen in Kalifornien sind nicht zufriedener oder glücklicher und auch ein Umzug in solche Regionen bringt längerfristig keinen Glückszuwachs (Bormans 2012). Erinnern wir uns noch einmal an Schopenhauer: Sobald ein Bedürfnis befriedigt ist, entsteht ein neues. In der Zwischenphase oder nach der Erfüllung eines Bedürfnisses empfinden wir Leere und Trauer (► Kap. 3).

die zu Einschränkungen der Mobilität und Autonomie führen können. Hier ist ein akzeptierender Verarbeitungsstil besonders hilfreich.

Akzeptanz als Vorstufe zur Lösungsfindung

Akzeptanz ist also ein durchaus aktiver Prozess des Wahrnehmens und Betrachtens von Ereignissen, ohne diese zu bewerten. Akzeptanz bedeutet das Annehmen der Realität so, wie sie ist. Denken Sie an meine Beispiele oben. Erst als die querschnittsgelähmte Sportlerin bereit war, ihren Unfall zu akzeptieren, taten sich Lösungen auf, wie sie ihr weiteres Leben gestalten und ihm wieder Sinn geben konnte. Demgegenüber konnte meine Patientin, die eine im Vergleich dazu geringe Ungerechtigkeit erlebte, diese nicht »hinnehmen« und verbitterte zunehmend. Nach gelungener Akzeptanz ist es oft möglich, Neues zu entwickeln und aktuelle Probleme anzugehen. Im Arbeitsblatt 14.1 finden Sie nochmal alle wichtigen Informationen zur Strategie Akzeptanz!

■ **ÜBUNGEN für diese Woche:**

Achtsamkeit und Entschleunigung

In dieser Woche sollen sie Achtsamkeit und bewertungsfreies Wahrnehmen üben. Nutzen Sie dazu jede verfügbare Möglichkeit. Es kommt darauf an, dieses Konzept in den Alltag zu integrieren. Nur wenn Ihnen das gelingt, können sie Techniken der Akzeptanz und Achtsamkeit wirklich hilfreich einsetzen. Versuchen Sie also eine Woche lang, alle

Ablenkungen und Aktionismus zu vermeiden. Lassen Sie einfach mal das Radio aus, reduzieren Sie Ihren Medienkonsum um 50 %. Nehmen Sie sich dafür mehr Zeit für alle möglichen Alltagshandlungen, wie unter anderem essen, aufräumen, arbeiten, etwas lesen usw. Achtsames Kochen wäre eine weitere Möglichkeit. Bereiten Sie ein leckeres Mahl für andere oder einfach nur für sich selbst zu, lassen Sie sich dafür richtig viel Zeit, auch später, wenn es ums Aufräumen geht. Machen Sie alles ganz bewusst und seien Sie achtsam. Sie werden sehen, dass die »Gedanken-Rate pro Sekunde« und der erlebte Stress deutlich geringer werden. Überlegen Sie auch ganz genau, ob Sie eine bestimmte Handlung oder Aktivität tatsächlich *jetzt* und *heute* ausführen müssen. Entschleunigung heißt dabei nicht, weniger leistungsfähig zu sein. Stattdessen kommen Sie der menschlichen Psyche viel besser entgegen: Unsere geistigen Ressourcen sind wie bereits im Kapitel 5 beschrieben limitiert. Sie halten und laden sich viel besser dadurch auf, dass Sie Dinge nacheinander tun, ohne Hektik.

1. Setzen Sie sich sehr aufrecht, aber durchaus bequem hin. Atmen Sie ruhig. Stellen Sie sich nun bitte vor, welche Dinge in Ihrem Leben momentan nicht veränderbar sind und daher Akzeptanz erfordern. Achten Sie dabei darauf, welche Gefühle mit den Gedanken oder Bildern einhergehen. Nehmen Sie diese bewusst zur Kenntnis, aber bewerten Sie sie nicht. Anstatt also zu versuchen, unangenehme Empfindungen wegzuschieben oder zu ignorieren, nehmen Sie die Empfindungen (evtl. auch Körperempfindungen) bewusst wahr und heißen diese »Willkommen« (»*Aha – so fühlt sich das also gerade an!*«). Nehmen Sie diese zur Kenntnis und akzeptieren Sie diese so, wie sie sind (»*Okay, so ist es also jetzt gerade!*«, »*Ich muss nichts dagegen tun*«).

Führen Sie diese Übung fünfmal in der Woche durch, 10 Minuten reichen aus!

Übungsbeispiel

Setzen Sie sich bequem hin, achten Sie darauf, dass Ihr Rücken gerade aufgerichtet ist, Schultern leicht nach hinten, Sie sollten Ihre Sitzhöcker spüren. Sie dürfen sich ruhig anlehnen, achten Sie jedoch immer darauf, dass Sie frei atmen können, also sehr aufrecht sitzen. Atmen Sie nun zweimal kräftig durch die Nase ein und durch den Mund wieder aus. Andere sollten Sie dabei hören können. Konzentrieren Sie sich ausschließlich auf die Atmung, einatmen: Brustkorb hebt sich, ausatmen: Bauch zieht nach innen. Falls Sie abschweifen, kein Problem, das passiert und ist ganz normal! Nehmen Sie es einfach nur zur Kenntnis. Fokussieren Sie nun wieder auf die Atmung, einatmen, ausatmen. Manchmal hilft es, beim Einatmen »Ein« zu denken, beim Ausatmen »Aus«. Kehren Sie immer wieder zu Ihrer Atmung zurück. Beeinflussen Sie diese jetzt aktiv. Atmen Sie für etwa 4 Sekunden ein und 6 Sekunden aus. Beim Einatmen zählen Sie 1-2-3-4, beim Ausatmen 1-2-3-4-5-6. Praktizieren Sie dies für die nächsten 2 Minuten. Jetzt durchleuchten Sie von oben nach unten Ihren Körper. Beginnen Sie mit der Stirnregion, wie fühlt sich diese an?

Lockern Sie die Stirn, gehen Sie weiter über die Schultern, Arme, Brust, Bauch, Po, Beine und Füße. Nehmen Sie dabei nur wahr, was ist. Bewerten Sie es aber nicht. Nun konzentrieren Sie sich wieder auf die Atmung: Was denken Sie? Wie fühlen sich diese Gedanken an? Beobachten Sie Ihre Gedanken und Gefühle, sie ziehen vorüber, sie kommen und gehen. Akzeptieren Sie alles so, wie es im Moment ist. Sie müssen nichts tun, nicht planen oder bewerten, analysieren, bleiben Sie im Hier und Jetzt. Halten Sie nichts fest, alles fließt. Nehmen Sie Ihre Gedanken, Gefühle und Körperempfindungen einfach zur Kenntnis. Analysieren und bewerten Sie diese nicht. Nun lassen Sie für die nächsten 30 Sekunden Ihren Geist einfach tun, was immer er tun möchte. Atmen Sie noch 10 Atemzüge, danach öffnen Sie langsam die Augen, strecken Sie sich ordentlich.

Sie können für die Übung auch die geleitete Meditationsübung »Akzeptanzübung« verwenden, gehen Sie hierzu auf folgenden Link: http://www.hochschulambulanz.uni-hd.de/ambulanz_behandlungsangebot.html.

Woche 6: Problemlösen

© Springer-Verlag GmbH Deutschland 2018
S. Barnow, *Gefühle im Griff!*,
https://doi.org/10.1007/978-3-662-54637-6_15

Lass dich vom Verstande leiten, aber verletze nicht die heilige Schranke des Gefühls. (Otto Ludwig, deutscher Schriftsteller 1813–1865, 1956, S. 629)

Rationale Überlegungen stehen im Vordergrund

Wie gehen Sie vor, wenn Sie mit Konflikten konfrontiert werden, für die Sie eine angemessene Lösung finden müssen – entscheiden Sie lieber aus dem Bauch heraus oder wägen Sie alle Möglichkeiten in Ruhe gegeneinander ab? Unter Problemlösen versteht man den Einsatz geistiger Fähigkeiten und Ressourcen, um Herausforderungen oder Konflikte effektiv bewältigen zu können. Dabei stehen sogenannte »kalte Kognitionen« im Vordergrund, die von rationalen Überlegungen geprägt sind und nicht zu stark durch emotionale oder impulsive Handlungen beeinflusst werden. Der Fokus liegt auf einer rationalen Analyse der Problemstellung und der Ableitung von Lösungsmöglichkeiten, deren Grundlage sorgfältiges Abwägen und nicht etwa das Entscheiden »aus dem Bauch heraus« ist. Bei dieser Strategie ist es also sinnvoll, eine gewisse Distanz zu Ihren Emotionen aufzubauen und zu versuchen, ein Problem ganz sachlich und rational zu beurteilen und anschließend Lösungsvorschläge zu entwickeln. Diese Fähigkeit, Herausforderungen und Konflikte effektiv zu bewältigen, also problemorientiert vorzugehen, ist von großer Bedeutung für unser emotionales Wohlbefinden.

Das Problem muss lösbar sein

Voraussetzung ist allerdings, dass für das Problem tatsächlich eine Lösung existiert, sich die Situation also ändern bzw. positiv beeinflussen lässt. Greifen wir wiederum das Beispiel der Sportlerin auf, die ohne Mitschuld einen Unfall erleidet und anschließend querschnittsgelähmt ist. Sie haben im vorherigen Kapitel gelernt, dass es wenig sinnvoll ist, zu hadern und sich zu fragen: »Warum gerade ich, ist das gerecht?« Stattdessen sollten Sie irgendwann Ihr Schicksal annehmen, es akzeptieren lernen. Erst dann sind die Voraussetzungen erfüllt, um nach Lösungen zu suchen. Dann greift die Strategie »Problemlösen«. Beispielsweise könnten Sie sich fragen: »Was kann ich jetzt ganz konkret tun?«, »Wo schränkt mich die Behinderung wirklich ein?«, »Welche Schritte muss ich einleiten, um meinen Aktionsradius wieder zu erhöhen?«, »Welche Aktivitäten tun mir gut und welche nicht (mehr)?« Sie merken also, jetzt werden Sie aktiv, Sie analysieren ein Problem sachlich, mit einer gewissen Verarbeitungstiefe und suchen nach ganz konkreten Lösungen.

Ein Beispiel: Beziehungsprobleme

Ein weiteres Beispiel: Andreas und Lisa sind seit fünf Jahren ein Paar, aber seit einiger Zeit fühlt sich Andreas immer unwohler in der Beziehung. Er hat das Gefühl, sich zunehmend von Lisa zu entfernen und nicht mehr richtig an sie heranzukommen. Mit dieser Situation kann man unterschiedlich umgehen, folgend werden zwei Möglichkeiten skizziert:

Strategie 1   Andreas fühlt sich stark verunsichert und zweifelt immer mehr häufiger daran, dass die Beziehung mit Lisa eine Zukunft hat. Er grübelt oft über die Situation nach, ohne jedoch konkret etwas zu unternehmen. Der Gedanke an eine Trennung lässt ihn nicht mehr los, aber er fürchtet sich davor, eine Entscheidung treffen zu müssen. Aus Angst, Lisa würde ihn nicht verstehen, vermeidet Andreas es, seine Sorgen offen anzusprechen und zieht sich zurück. Er fühlt sich niedergeschlagen und hilflos. Lisa kann sein Verhalten nicht nachvollziehen. Immer häufiger kommt es zu Streit und Auseinandersetzungen im Alltag …

Strategie 2   Andreas beschließt zu handeln. Er versucht herauszufinden, ob seine Unzufriedenheit nur durch die Beziehung mit Lisa verursacht wird oder ob er im Moment auch zu wenig für sich selbst sorgt (Analyse des Problems). Daneben konkretisiert er, welche Aspekte der Beziehung ihn *ganz genau* stören und was er daran ändern kann. Andreas wird klar, dass er und Lisa sich in den letzten Monaten kaum Zeit füreinander genommen haben. Er erzählt Lisa von seinen Gedanken und schlägt vor, von nun an mehr miteinander zu reden und gemeinsam etwas zu unternehmen, da er weiß, dass solche Momente die Beziehung stärken können. Er stellt also nicht die Beziehung in Frage und grübelt über existentielle Fragen nach, sondern zerlegt das Problem in kleinere Teile und wird schließlich aktiv.

Diese unterschiedlichen Reaktionen auf ein und dieselbe Herausforderung zeigen, dass effektives Problemlösen von großer Bedeutung für die emotionale Befindlichkeit sein kann. Ganz nebenbei wird auch deutlich, dass es nicht immer die großen Entscheidungen sind, um die es hier geht (beispielsweise Trennung ja oder nein), sondern oft eher die Analyse der Bedingungen, die es zu ändern gilt. Viele Beziehungen scheitern daran, dass sie sich dieser Analyse nicht stellen. Einige attribuieren ihren Unmut und Unlust auf den Partner und glauben, dass eine neue Beziehung Abhilfe schaffen würde. Sie realisieren dabei nicht, dass möglicherweise das eigene Verhalten oder kleinere Alltagsproblem die Beziehung vergiften und es wichtig wäre zu verstehen, durch welche Maßnahmen sich die Qualität der Beziehung verbessern lässt. Bleibt dies aus, ist möglicherweise auch das Scheitern (oder zumindest die gleiche Unzufriedenheit) in der nächsten Beziehung vorprogrammiert. In den folgenden Abschnitten soll daher dargestellt werden, wie Problemlösen funktioniert und unter welchen Umständen diese Strategie hilfreich ist.

> Effektives Problemlösen wirkt sich positiv auf unsere Gefühle aus

■ Wie funktioniert Problemlösen?

Das konkrete Vorgehen ist systematisch und kann mit fünf aufeinanderfolgenden Schritten beschrieben werden:

> Fünf Schritte der Problemlösung

1) Orientierungsphase   Zunächst ist es erforderlich, dass ein Problem erkannt und als solches wahrgenommen wird. Ist man der Ansicht, dass alles in Ordnung ist, besteht schließlich kein Bedarf zu weiteren Überlegungen oder Handlungen. Das ist keinesfalls trivial, denn verschiedene Studien zeigen, wie wichtig es ist, erst einmal eine Änderungsmotivation herauszubilden bzw. diese zu verstärken (Gallo et al. 2009). Dabei geht es darum den »Startschuss« zu geben!

2) Definition des Problems   Hierzu bedarf es einer genaueren Beschreibung des Problems. Wenn Sie beispielsweise in einer Mobbingsituation sind, ist es sehr wahrscheinlich, dass Sie sich hilflos und ausgeliefert fühlen. Sie werden vielleicht nachts grübeln und die Verletzungen durchspielen, die Sie erleben mussten (und nun gedanklich nochmals erleben). Sie werden vielleicht sogar darüber nachdenken, was Sie alles hätten tun können (Rückwärtsgrübeln). Das ist aber keine Problemdefinition, sondern eine Beschreibung der Schwierigkeiten. Es wird Ihre Situation nur verschlimmern, wie sie im Kapitel »Grübeln abbauen« erfahren haben. Eine adäquate Problemdefinition sähe so aus: »Ich werde auf der Arbeit gemieden, man traut mir nichts zu, die anderen machen sich über mich lustig. Ich halte das nicht länger aus. Wenn es so weiter geht, werde ich depressiv, mein ganzes Leben ist vergiftet durch diese Situation (Definition des Problems). Ich muss etwas ändern, *welche Lösungsmöglichkeiten habe ich?*«

3) Suche nach Lösungen   Auf Grundlage der gesammelten Informationen werden alternative Lösungsmöglichkeiten entwickelt. So muss beispielsweise Unzufriedenheit in einer Partnerschaft nicht immer gleich zur Trennung führen. Stattdessen könnten Sie sich vornehmen, gemeinsam wieder mehr positive Aktivitäten auszuüben und den Alltag zu entschärfen. Im obigen Mobbingbeispiel könnten Sie nach konkreten Lösungen suchen, beispielsweise, indem Sie das Problem mit einem Profi (Coach, Therapeut besprechen) oder sich nach anderen Arbeitsmöglichkeiten umsehen. Sie könnten sich aber auch vornehmen, den Konflikt zu entschärfen und Ihren Chef zu bitten, ein Teamgespräch zu ermöglichen. Sie könnten auch die entsprechenden Personen direkt ansprechen und sie fragen, was sie denn genau stört? Vielleicht müssen Sie auch Ihr eigenes Verhalten etwas ändern? Wie Sie vorgehen, ist auch von Ihren Kompetenzen abhängig. Nicht jeder schafft es, den Chef anzusprechen und ihn zu fragen, was genau das Problem ist. Hinter Mobbing verbirgt sich auch oft die Unfähigkeit sich abzugrenzen, Nein zu sagen oder Unsicherheit im Umgang mit anderen. Hier wäre die Problemlösung, sich Hilfe bei einem Profi (Coach, Therapeut) zu holen, der nicht nur das Problem analysiert, sondern auch Fertigkeiten vermittelt, es zu lösen.

Eine Vierfelder-Tafel kann nützlich sein!

Um abzuschätzen, ob eine bestimmte Maßnahme sinnvoll ist, kann das Anlegen einer Vierfelder-Tafel sehr hilfreich sein (Beispiel siehe unter Punkt 4). Hierbei werden sowohl die positiven als auch negativen Konsequenzen einer Lösungsmöglichkeit gegenübergestellt. Sie können auch prüfen, welche Konsequenz eine bestimmte Lösung kurzfristig bzw. langfristig hat. Besser (im Sinne von beständiger) sind meist Lösungen, die längerfristig eine Entlastung bringen. Als Therapeut arbeite ich gern genauso. Ich gehe dann mit dem Patienten verschiedene Lösungen durch und wir diskutieren, welche Folgen diese kurz und längerfristig haben. Beispielsweise kam ein ziemlich erschöpfter Manager in meine Sprechstunde. Als Bereichsleiter hatte er oft eine Pufferfunktion zwischen Anforderungen des Vorstands und Wünschen der Mitarbeiter. Sein Problem war, dass er seiner Auffassung nach nicht leistungsfähig genug sei, um alle Aufgaben zu bewältigen. Er fühlte sich oft müde und erschöpft, es fiel ihm immer schwerer, sein Pensum zu schaffen, und die Freude an der Arbeit sank beständig ab. Die Problemdefinition war ziemlich schwammig: »Ich bin nicht leistungsfähig genug« (Lösung: »Ich muss leistungsfähiger werden«). Beim genauen Analysieren wurde deutlich, dass er sich überforderte, zu wenig delegierte, zu selten »Nein« sagte und zu wenig Vertrauen in andere hatte. Er hatte zudem Ängste, dass ein bestimmter Mitarbeiter bereits an seinem Stuhl sägte, was dazu führte, dass er noch mehr selbst kontrollierte und über alles Bescheid wissen wollte. Nachdem ich ihm das verdeutlichen konnte, diskutierten wir Lösungsmöglichkeiten und Konsequenzen. Er entschied sich letztendlich dafür, mehr zu delegieren und anderen mehr zuzutrauen. Außerdem besprachen wir, wie er sich besser regenerieren konnte und damit auch leistungsfähig blieb. Hierzu stellte er für sich ganz konkrete Regeln auf, u. a. am Wochenende tatsächlich auszuspannen und weder E-Mails noch berufliche Telefonate zuzulassen; außerdem wollte er den Mitarbeitern künftig sehr klare Arbeitsanweisungen geben, aber diese auch mehr an den allgemeinen Problemen teilhaben lassen. Bei ihm reichten diese Maßnahmen aus, um sich ausreichend zu regenerieren. Bald war er deutlich leistungsfähiger (er hatte sein Ziel also über einen Umweg erreicht). Dies führte auch dazu, dass er gelassener mit seiner Furcht umgehen konnte, dass andere mit ihm konkurrieren könnten.

4) Entscheidung   Aus den verschiedenen Alternativen muss also eine angemessene Lösung ausgewählt werden. Zur Entscheidungshilfe können die Vierfelder-Tafeln verschiedener Maßnahmen hinsichtlich ihrer positiven und negativen Auswirkungen verglichen werden. Die ausgewählte Lösung sollte dann möglichst *konkret* geplant werden, um die Umsetzung zu erleichtern, wie im Beispiel beschrieben. Eine solche Vierfelder-Tafel könnte für das obige Beziehungsbeispiel mit Andreas und Lisa wie in Tabelle 15.1 dargestellt aussehen (◘ Tab. 15.1):

5) Prüfen und Bewerten   In einem letzten Schritt sollte geprüft werden, ob die durchgeführten Handlungen zu einer erfolgreichen Lösung geführt haben oder ob weitere Maßnahmen erforderlich sind.

Damit die oben beschriebenen Schritte gelingen, sind bestimmte Einstellungen und Vorgehensweisen beim Problemlösen besonders nützlich. Zu diesen Hilfsmitteln zählen allen voran eine positive und

Optimismus und der Glaube an die eigenen Fähigkeiten

◘ Tab. 15.1 Entscheidung: Die Beziehung beenden

	positiv	negativ
kurzfristig	Ende der Grübeleien, der Unsicherheit und des Streitens	Trauer über den Verlust, Einsamkeit
langfristig	Neuanfang möglich	Probleme treten in neuer Beziehung möglicherweise wieder auf

optimistische Einstellung. Probleme sollten als lösbar wahrgenommen werden, da die Annahme, dass es keine Handlungsmöglichkeiten gibt, zu Resignation oder Lähmung führt. Auch können schwierige Situationen weniger als Bedrohung, sondern eher als Herausforderung angesehen werden. Beispielsweise bietet das Lösen von Problemen die Möglichkeit, die eigenen Fähigkeiten unter Beweis zu stellen. Oder es besteht nach kritischen Lebensereignissen, wie dem Verlust der Arbeitsstelle, die Chance zu einem Neuanfang. Neben einer positiven Bewertung der Situation sind auch der *Glaube an die eigenen Fähigkeiten* und die Einstellung, das Problem bewältigen zu können, wichtig. Mir ist bewusst, dass dies leichter geschrieben ist, als tatsächlich umgesetzt. Wenn Ihnen eine eher optimistische Grundhaltung schwer fällt, lesen Sie nochmals das Kapitel zur Neubewertung. Versuchen Sie hilfreiche Gedanken zu entwickeln, schreiben Sie diese auf und gehen Sie erst dann an die Problemlösung heran. Was sind Ihre Stärken? Fokussieren Sie auf diese!

Weitere Hilfsmittel zum effektiven Problemlösen stellen Ausdauer und Engagement dar. Es ist von großer Bedeutung sich nicht durch Rückschläge entmutigen zu lassen, sondern beständig nach einer Lösung zu suchen und diese in die Tat umzusetzen. Nehmen Sie sich aber nicht zu viel vor! Man sollte zwar Einsatz zeigen und dabei auf die eigenen Fähigkeiten und Ressourcen zurückgreifen, es aber auch nicht übertreiben. Unter bestimmten Umständen beispielsweise, wenn eine Situation sehr belastend ist und mit starken Emotionen einhergeht, kann es schwer fallen, eine positive Einstellung zu bewahren oder analytisch vorzugehen. Dann ist es oft hilfreich, sich Hilfe zu holen, beispielsweise bei einem Psychotherapeuten. Ratschläge von Bekannten und Freunden sind meist *nicht* so hilfreich, weil diese nicht gelernt haben, ihre eigenen Vorstellungen und Schemata zurückstellen und somit bei der Problemlösung das vorschlagen, was ihnen selbst helfen würde – oft ohne dabei wirklich die Schwierigkeiten des anderen zu reflektieren. Ein guter Coach oder Therapeut wird hingegen immer versuchen herauszufinden, was für seinen Klienten hilfreich sein könnte, er nimmt sich also die Zeit, diesen zu verstehen und mit ihm gemeinsam Lösungen zu erarbeiten. Finden Sie also trotz Gesprächen mit Freunden und den oben beschriebenen Techniken keine Lösung für das Problem, schalten Sie einen Fachmann ein!

■ **Ist Problemlösen eine hilfreiche Strategie?**

Durch die Lösung von Konflikten verringern sich Stress und Belastungen, die zuvor durch die kritische Situation aufrechterhalten wurden. Damit geht auch eine Verbesserung des Wohlbefindens und der emotionalen Befindlichkeit einher. Beispielsweise verschwinden Sorgen und Ängste, die durch das Problem hervorgerufen wurden, oder es kommt zu Stolz und Freude darüber, etwas zur Bewältigung unternommen zu haben. Weiterhin stellt Problemlösen eine wichtige Fähigkeit

---

Ausdauer, Engagement und professionelle Hilfe

Effektives Problemlösen wirkt sich positiv auf Ihr emotionales Wohlbefinden aus

dar, um persönliche Interessen und Ziele zu verfolgen, wenn diese nicht auf Anhieb erreicht werden können. Oft treten in beruflichen Situationen Herausforderungen auf, deren Bewältigung notwendig für die Entwicklung der eigenen Karriere ist. Demgegenüber können Ausharren und Untätigkeit dazu führen, dass Probleme erneut auftreten, weiterhin bestehen oder sogar zunehmen. Die damit verbundene Belastung wirkt sich negativ auf das Wohlbefinden aus und kann zu Gefühlen von Hoffnungslosigkeit, Resignation, Angst oder Niedergeschlagenheit führen. Auch der Missbrauch von Substanzen stellt ein Risiko dar, wenn Alkohol oder Drogen dazu genutzt werden die Probleme zu »vergessen«.

Dennoch sind der Anwendung von Problemlösen auch Grenzen gesetzt. In manchen Situationen ist es beispielsweise sinnvoller, sich statt rationaler Überlegungen auf das eigene Bauchgefühl zu verlassen. Bei spontanen und schnellen Entscheidungen kann es hilfreich sein, dem eigenen Bauchgefühl zu folgen. Denken Sie auch an den Test zum Regulationsstil (► Kap. 4): Wenn Sie sowieso schon dazu neigen, kognitiv Ihre Gefühle zu regeln, sollten Sie dies vielleicht eher einschränken und nicht unbedingt erweitern. Weiterhin ist die Lösung eines Problems nur dann möglich, wenn man selbst auch über die dafür notwendigen *Fähigkeiten oder Ressourcen* verfügt. Verirrt man sich beispielsweise in einer Stadt in einem asiatischen Land, wird einem der Blick auf die Karte mit den entsprechenden Schriftzeichen oft nur wenig helfen, da man die Sprache nicht beherrscht. Wie im Kapitel zur Akzeptanz beschrieben, gibt es auch kritische Situationen, die nicht durch uns oder andere beeinflusst werden können und die schlichtweg nicht veränderbar sind, wie unter anderem der Tod eines geliebten Menschen oder gesellschaftliche Ereignisse (► Kap. 14).

> Aber: Problemlösen ist nicht immer sinnvoll!

> **Merke**
> Ob Problemlösen hilfreich ist, hängt also von der jeweiligen Situation und den vorhandenen Fähigkeiten ab. Sind die Fähigkeiten zur Lösung des Problems vorhanden und die Situation beeinflussbar, stellt die Strategie eine effektive Methode dar, um Probleme zu bewältigen und somit auch die eigenen Emotionen erfolgreich zu regulieren. ► Arbeitsblatt 15.1 vermittelt Ihnen noch einmal die wichtigsten Aspekte beim Problemlösen.

■ **ÜBUNGEN für diese Woche:**

1. Schauen Sie sich bitte ► Arbeitsblatt 15.2 an: Dort finden Sie die Anleitung für einen Problemlöseprozess. Gehen Sie das Arbeitsblatt Schritt für Schritt durch und versuchen Sie, erst einmal allein Lösungen für ein ganz konkretes (vielleicht erst einmal nicht existentiell wichtiges) Problem zu definieren. Setzen Sie dann die erarbeiteten Lösungen auch tatsächlich um. Versuchen Sie dies in Ihren Alltag zu integrieren, gehen sie dann ganz gezielt vor und orientieren Sie sich an den fünf Phasen der Problemlösung wie oben beschrieben.

2. Führen Sie eine der in den vorhergegangenen Kapiteln beschriebenen Meditationsübungen: »Grübelstopp«, »mit Gedanken umgehen«, »Gefühle wahrnehmen« bzw. »Akzeptanz« immer wieder durch, am besten täglich. Entscheiden Sie dabei selbst, welche dieser Übungen für Ihren momentanen Zustand am hilfreichsten sein mag. Gönnen Sie sich immer wieder einmal die »Gedanken zu Federn«-Übung.

15

Woche 7: Die Risiken des Vermeidens

© Springer-Verlag GmbH Deutschland 2018
S. Barnow, *Gefühle im Griff!*,
https://doi.org/10.1007/978-3-662-54637-6_16

Das grundsätzliche Ausweichen vor dem Wesentlichen ist das Problem des Menschen. (Wilhelm Reich, österreichisch-amerikanischer Psychiater 1897–1957, 1978. S. 35)

■ Was bedeutet Vermeidung?

Gefühle, körperliche Zustände, Gedanken und bestimmte Situationen können vermieden werden

Es gibt Situationen, vor denen wir uns fürchten und denen wir – wann immer es möglich ist – lieber ausweichen. Vermeidung beschreibt diese Tendenz, ungewollte Situationen und Gefühle zu umgehen. Dabei werden Gefühle (beispielsweise Angst), Gedanken (»Ich werde versagen«) oder negative Erinnerungen (»Letztes Mal habe ich in dieser Situation Herzrasen gehabt«) durch verschiedenste Strategien (u. a. Geschäftigkeit, Rückzug, Drogen, Alkohol) vermieden. Auch bestimmte körperliche Empfindungen, wie beispielsweise eine starke körperliche Erregung und damit assoziierter schneller Herzschlag oder Atemnot, werden vermieden. Ziel von Vermeidung ist es, negative Emotionen und deren körperliche Korrelate (u. a. Herzklopfen, Schwitzen, Schwindel, Gefühl der Unwirklichkeit, Bauchschmerzen und Anspannung) nicht zuzulassen, gefürchteten Situationen aus dem Weg zu gehen oder dafür zu sorgen, dass diese gar nicht erst auftreten.

Vermeidung: Ein Beispiel

Zur weiteren Veranschaulichung dieser Strategie soll zunächst ein kurzes Beispiel vorgestellt werden: Marie wird von einer Bekannten angerufen, die sie im Laufe des Gespräches einlädt, mit ihr und einigen Freundinnen einen Film im Kino anzusehen. Sie kennt diese Personen jedoch kaum und fühlt sich verunsichert. Sie erinnert sich an eine Situation, in der sie eine ähnliche Einladung angenommen hatte. Damals verbrachte sie jedoch keinen schönen Abend, da sie mit den Anderen nur schwer ins Gespräch gekommen war. Marie befürchtet nun, dass sie erneut eine derartige Situation erleben könnte, wenn sie die Einladung annimmt. Aus diesem Grund lehnt sie ab und verbringt den Abend zu Hause, obwohl sie den Film eigentlich gerne gesehen hätte. Sie fühlt sich erst erleichtert, nachdem sie abgesagt hat, doch bald darauf setzt eine traurige Stimmung ein, sie bereut es, nicht dabei zu sein. Solche oder ähnliche Beispiele höre ich sehr oft von Patienten. Manchmal sind diese aber auch erstaunt, wie viele Situationen Ihnen eigentlich Angst bereiten und wie stark sie dazu neigen, alles Mögliche zu vermeiden. Ich kann mich an eine Patientin erinnern, die mir von ihrem Urlaub berichtete und plötzlich in Tränen ausbrach, weil ihr deutlich wurde, wie viele Situationen sie vermieden hatte, weil diese (manchmal auch nur geringe) Ängste bei ihr auslösten. Der Urlaub war dementsprechend langweilig und wenig erfreulich gewesen, denn eigentlich mochte sie die Abwechslung.

Die Angst vor der Konfrontation als Triebkraft der Vermeidung

Im oben geschilderten Beispiel erwartet Marie, dass sie sich unter den kaum bekannten Personen sehr unsicher fühlen wird und empfindet diese Emotion als schwer auszuhalten. Daher vermeidet sie Situationen, in denen die Gefahr besteht, mit diesen Gefühlen konfrontiert zu werden, und verzichtet infolgedessen auch auf Dinge, die sie eigentlich gerne mag. Die Angst vor der Konfrontation mit einem bestimmten

Erleben (»Ich werde nicht wissen, was ich sagen soll«, »Ich werde rot oder benehme mich ungeschickt«) hängt damit zusammen, dass diese Gefühle, Gedanken, Empfindungen oder Erinnerungen als beängstigend bewertet werden. Folglich werden Anstrengungen unternommen, um das unangenehme Erleben zu verändern, dessen Auftretenshäufigkeit zu verringern und ursächliche Faktoren, wie beispielsweise bestimmte Situationen, zu kontrollieren oder zu vermeiden.

Eine weitere sehr häufig angewandte Form der Vermeidung ist der *Konsum von Alkohol*. Alkohol hat generell eine anxiolytische (angstlösende) und stimmungsaufhellende Wirkung. Man wird einfach lockerer, die Stimmung verbessert sich, zum Teil bis zur Euphorie. Allerdings kann das rasch in Aggression umschlagen und ab einer gewissen Menge von Alkohol kommt es zu einer starken Sedierung. Wahrnehmung und Persönlichkeit verändern sich meist zu Ungunsten des Betreffenden. Speziell wegen der entspannenden Wirkung von Alkohol konsumieren viele Angstpatienten diesen, um besser einschlafen zu können oder in (meist) sozialen Situationen, um sich aufzulockern und damit die Angst zu reduzieren. Allerdings beruhigt Alkohol nur sehr kurzfristig die Nerven, langfristig wird die Erregungsschwelle hochgesetzt, wodurch es zu Schlafstörungen und verstärktem Angsterleben kommt. Die Folge: Immer mehr Alkohol muss konsumiert werden, um den beruhigenden Effekt zu erreichen. Jeder, der schon einmal ein Entzugssyndrom gesehen hat, weiß, wovon ich spreche. Der Körper ist dann durch den Wegfall der sedierenden Alkoholwirkung extrem erregt und dysreguliert. Alkohol und Drogen sind also eine aktive Form der Vermeidung, da versucht wird, die Stimmung (meist Angst) aktiv zu »vermeiden«. Eine Auseinandersetzung mit der angstauslösenden Situation oder die Wahrnehmung und Regulation von negativen Gefühlszuständen ist so nicht möglich und wird immer stärker verlernt: Ein Teufelskreis, der bis zur Abhängigkeit und totalen Vermeidung der Auseinandersetzung mit negativen Stimmungszuständen und deren sozialen Folgen führen kann.

■ Folgen von Vermeidung

Die Vermeidung negativer Gefühle, Gedanken und Situationen stellt eine selbstschützende Strategie dar. Wird diese als kurzfristiges Mittel eingesetzt, um mit bestimmten Emotionen (meist Angst, Unsicherheit) umzugehen, sind die negativen Konsequenzen eher gering. Beispielsweise könnte eine Aussprache nach dem Streit mit einer Kollegin zunächst vermieden werden, um sich besser darauf vorbereiten zu können. Derartiges kurzfristiges Vermeiden kann mit relativ geringer Anstrengung erreicht werden. Auch das eigentliche Ziel ist in diesem Fall nicht gefährdet, da die nötige Aussprache mit der Kollegin schließlich doch stattfindet und es zu einer Konfliktlösung kommen kann.

Wird Vermeidung jedoch häufig und längerfristig eingesetzt, um Emotionen zu regulieren, kann dies deutliche negative Konsequenzen nach sich ziehen: Marie aus dem oberen Beispiel schränkt ihre sozialen

Kurzfristig kann Vermeidung durchaus hilfreich sein

Langfristig verstärkt Vermeidung Ängste und Unsicherheiten

Kontakte immer stärker ein und fühlt sich schließlich einsam. Da sie dadurch auch nicht lernen kann, wie man solche Situationen erfolgreich bewältigt, entwickelt sie zunehmend eine soziale Unsicherheit, zweifelt immer stärker an sich und fühlt sich möglicherweise depressiv. Außerdem treten nun die befürchteten Konsequenzen tatsächlich ein, da der Erwartungsdruck dazu führt, dass Marie im Falle eines Treffens mit Unbekannten tatsächlich errötet und nicht weiß, wie sie diese Situation gestalten soll. Das wiederum verstärkt ihre Vermeidungstendenz und resultiert in einem Teufelskreis, der letztendlich zu immer mehr Angst und Unsicherheit führt. Fatalerweise zeigen psychologische Untersuchungen außerdem, dass Vermeidung Angst und körperliche Erregung verstärkt, sodass es jetzt immer schneller zu bestimmten vegetativen Symptomen (erhöhter Herzschlag, Erröten, Schwindel) kommt, also zu Symptomen, welche die Personen eigentlich vermeiden wollten. Dieser Prozess der Sensitivierung (immer schnellere Reaktion des Körpers auf Stressfaktoren) wird durch zunehmendes Schonverhalten verstärkt und begünstigt letztendlich die Erwartungsangst (Angst vor der Angst).

Alternativen: Akzeptanz, Neubewertung und »sich aussetzen«

> **Merke**
> Zusammengefasst sollte Vermeidung also nicht langfristig als Strategie zur Emotionsregulation eingesetzt werden. Vermeidung führt längerfristig zu noch mehr Angst und vor allem können neue Fähigkeiten nicht erlernt werden, was zu noch mehr Unsicherheit führt. Strategien, welche statt Vermeidung eingesetzt werden können, sind *Akzeptanzdes unangenehmen Erlebens* bzw. *Neubewertung* oder *Exposition*. Exposition meint das »Sichaussetzen« der angsterzeugenden Situation. «Just do it"! Akzeptanz kann dabei als Vorstufe hilfreich sein, um die gefürchtete Situation aufzusuchen und auszuhalten. Dabei wird die Erfahrung gemacht, dass die Angstgefühle schwächer werden, je länger man sich der Situation aussetzt und eine Bewältigung doch möglich ist. Angst bringt einen nicht um und entgegen den Befürchtungen vieler meiner Patienten führt sie auch nicht dazu »durchzudrehen«, sondern bildet sich nach einer Weile zurück! Dies geht umso schneller, je mehr man Angstgefühle akzeptiert, anstatt dagegen anzukämpfen! Außerdem muss wieder gelernt werden, sich der Angst auszusetzen und sich bewusst gegen die Vermeidungstendenz, u. a. durch Alkohol und Drogen, zu stellen. Neubewertungen können sehr hilfreich sein, um den Ausgangsreiz zu entschärfen. Anstatt beispielsweise den Supermarkt als Angstauslöser zu bewerten, könnte man sich verdeutlichen, dass ein Supermarkt ungefährlich ist und nur deshalb Angst auslöst, weil man ihn als bedrohlich einschätzt. Alle wichtigen Informationen zur Vermeidung finden Sie auf ▶ Arbeitsblatt 16.1.

■ **ÜBUNGEN für diese Woche:**

1. Ihr oberstes Ziel für diese Woche ist es, Vermeidung generell abzubauen und sich der Angst zu stellen. Dazu müssen Sie erst einmal herausfinden, was und wie Sie genau vermeiden und welche Konsequenzen das hat. Nutzen Sie hierzu bitte das ▸ Arbeitsblatt 16.2. Gehen Sie es Schritt für Schritt durch, nehmen Sie sich dafür einige Zeit. Nachdem Sie das Arbeitsblatt ausgefüllt haben, setzen Sie sich ein Annäherungsziel. Damit meine ich: Entscheiden Sie sich ganz bewusst dafür, eine angstbesetzte Situation aufzusuchen. Das kann erst einmal zu Stress und Angst führen (schließlich vermeiden Sie die Situation ja nicht ohne Grund). Je häufiger Sie sich allerdings dieser Situation aussetzen, desto schneller verschwindet die Angst. Seien Sie bewusst mutig. Gewöhnen Sie sich an, wann immer möglich, *nicht* zu vermeiden. Allerdings sollten Sie sich dabei auch nicht unter Druck setzen. Gehen Sie nachsichtig mit sich um. Loben Sie sich für jeden Schritt, der in Richtung Abbau von Vermeidung geht und zwar ganz egal, ob er erfolgreich war oder nicht. Denken Sie daran, es geht um die längerfristigen Konsequenzen! Hier ist die Datenlage eindeutig: Je mehr Vermeidung, desto mehr Angst und umgekehrt (Überblick in Barnow 2008).

2. Sie sollten inzwischen einige der Atem- und Entspannungsübungen der vorangegangenen Wochen regelmäßig durchführen. Setzen Sie dies fort und machen Sie es zu einer Routine, die Sie auch dann weiterführen, wenn es Ihnen sehr gut geht. Am allerwichtigsten bei diesen Übungen ist: Bewerten Sie aufsteigende Gedanken, Gefühle und Körpersensationen nicht!

Woche 8: Zusammenfassung und Ausblick auf Selbstregulation

© Springer-Verlag GmbH Deutschland 2018
S. Barnow, *Gefühle im Griff!*,
https://doi.org/10.1007/978-3-662-54637-6_17

Was haben Sie bisher gelernt?

Bisher haben wir uns ausgiebig mit Emotionsregulationsstrategien beschäftigt. Sie sollten inzwischen einige Techniken beherrschen, die es Ihnen ermöglichen, Ihre Gefühle »in den Griff« zu bekommen. Zusammengefasst ging es um folgende Aspekte:

1. *Gefühle wertungsfrei wahrzunehmen.* Hier ist es wichtig, dies täglich zu praktizieren. Beispielsweise indem Sie kurz innehalten und alle Körperinformationen aufnehmen (»Wie geht es mir, wie fühlt sich das an, was denke ich?«). Hier helfen alle dargestellten Entspannungs-/Meditationsübungen weiter. Diese sollten Bestandteil Ihres Alltags werden (täglich 15 Minuten reichen).

2. *Emotionen als wesentlichen Bestandteil des Lebens zu akzeptieren und sie als Informationsquelle zu nutzen.* Beispielsweise verlangen Ärgergefühle möglicherweise eine Konfliktklärung. Angst erfordert die Analyse der Situation, Abbau von Vermeidung oder einen Perspektivwechsel. Depressivität zeigt an, dass Grundbedürfnisse nicht befriedigt sind oder Sie zu viel Grübeln, Ihre Emotionen zu häufig unterdrücken oder zu oft Ihr Ego kritisch hinterfragen.

3. *Herauszufinden, wie Sie typischerweise Ihre Emotionen regulieren und wie Sie mit diesen noch flexibler umgehen können.* Wenn Sie beispielsweise viel Grübeln, sollten Sie dies reduzieren. Unterdrücken Sie Ihre Gefühle zu häufig, wäre es gut nach Möglichkeiten zu suchen, Emotionen gezielt auszudrücken. Manchmal kann es auch hilfreich sein mit Gefühlen ganz rational umzugehen und konkrete Maßnahmen einzuleiten, um dahinter liegende Probleme zu lösen. Einige Lebensereignisse lassen sich erst einmal nicht ändern, hier hilft es, dies zu akzeptieren, anstatt sich als Opfer zu definieren oder zu verbittern. Es geht also darum: Gefühle flexibel zu regulieren und sich von festgefahrenen Mustern zu befreien!

4. *Eine intelligente Emotionsregulation zu erlangen,* d. h. kognitive und emotionale Anteile im Gleichgewicht zu halten. Nur dies ermöglicht längerfristig ein optimales Ausmaß an Lebenszufriedenheit.

5. *Zu akzeptieren, dass es Zeit braucht, bis Sie erste Wirkungen wirklich verspüren.* Sich also nicht entmutigen zu lassen, wenn es Ihnen noch nicht gelingt, Gefühle so zu beeinflussen, wie Sie dies gerne möchten. Auch hier gilt, Rückfälle wahrzunehmen, zu akzeptieren und es beim nächsten Mal wieder zu versuchen. Sehr hilfreich ist es, das Buch immer wieder durchzuarbeiten, speziell die Kapitel, die für Sie relevant sind.

Selbstregulation versus Emotionsregulation

Abschließend möchte ich Ihnen verdeutlichen, dass eine intelligente Emotionsregulation auch generell Ihre *Selbstregulationsfähigkeit* verbessert. Dazu ist es jedoch erforderlich zu verstehen, worin der Unterschied zwischen Emotionsregulation und Selbstregulation besteht. Selbstregulation ist ein Prozess, bei dem es darum geht, eigene Gefühle, aber auch Impulse und Verhalten zu kontrollieren (Baumeister et al.

2006). Selbstregulation ist damit umfassender als Emotionsregulation. Selbstregulationen geschehen in Situationen, in denen Sie verschiedene Impulse kontrollieren müssen *oder* bei herausfordernden Aufgaben. Ein Beispiel: Sie haben sich vorgenommen die nächsten zwei Stunden durchzuarbeiten, ohne sich ablenken zu lassen. Ob Sie das schaffen oder nicht, hängt von verschiedenen Faktoren ab. Ganz entscheidend ist aber, inwieweit Sie andere Impulse (Pause machen, Kaffee trinken gehen, Schokolade essen, lieber mit Kollegen unterhalten usw.) ausreichend gut hemmen können. Dies benötigt einiges an geistiger Frische und Willenskraft.

Dabei ist es so, dass die Ressourcen für Selbstregulationsprozesse nicht unbegrenzt sind. Selbstregulation funktioniert wie ein Muskel. *Je mehr Sie regulieren müssen und je untrainierter Sie sind, desto weniger Ressourcen haben Sie für die nächste Aufgabe übrig!* Nach einem 10-km-Lauf müssen Sie sich schließlich auch regenerieren und zwar umso länger, je weniger trainiert Sie sind. Die geistigen Ressourcen, die wir für eine Selbstregulation benötigen, sind dabei rascher erschöpft als viele glauben. Die Aufgabe, den Gedanken an einen weißen Bären zu unterdrücken, führte in einer Studie beispielsweise unweigerlich dazu, dass die Versuchspersonen bei verschiedenen Tests schlechter abschnitten im Vergleich zu Personen, die diese Instruktion nicht erhalten hatten (Baumeister et al. 1998). Dies wird dahingehend interpretiert, dass ein Teil der geistigen Ressourcen für die Gedankenunterdrückung aufgewendet werden muss.

> *Die Kapazitäten für Selbstregulation sind begrenzt*

Multitasking ist deshalb auch als kritisch anzusehen. Es erfordert unter anderem die gleichzeitige Erledigung verschiedener Aufgaben und damit mehrere Selbstregulationsprozesse (Sie müssen schließlich schnell zwischen Aufgaben wechseln und die vorherige Tätigkeit und assoziierte Gedanken hemmen). *Je mehr Sie gleichzeitig tun, desto schlechter ist die Leistung in jeder Einzelaufgabe!* Oft fällt das nicht auf, da die meisten Multitasking-Aufgaben wenig geistige Ressourcen erfordern, sodass sie nicht die ganze Aufmerksamkeit benötigen. Andererseits, allein das Warten auf eine E-Mail führt zu einer Leistungsminderung bei gleichzeitig auszuführenden Aufgaben. Dies kann zur Folge haben, dass Sie mehr Zeit für Ihre Arbeit benötigen und immer mehr Fehler machen. Zudem müssen Sie die daraus resultierenden negativen Gefühle regulieren, was weitere Energie bindet. Ihre Selbstregulationsressourcen werden dadurch zunehmend erschöpft. Diesen Zustand hat der Sozialpsychologe Roy Baumeister als Selbst-Erschöpfung (englisch: Ego-Depletion) bezeichnet (Baumeister et al. 1998). Ego-Depletion ist nicht mit Ermüdung gleichzusetzen, sondern meint tatsächlich das Absinken von geistiger Leistungsfähigkeit, Willenskraft und Selbstkontrolle *durch den Akt einer vorherigen Selbstregulation.*

> *Vorsicht mit Multitasking!*

Durch die Übungen der vorangegangenen Wochen haben Sie schon viel getan, um Ihre Selbstregulation generell zu verbessern, denn Sie können mit Ihren Gefühlen besser umgehen und müssen Sie seltener regulieren. Erstaunlicherweise ist es nämlich so, dass jede Übung, in der Sie lernen, Ihre Impulse und Ihr Verhalten zu regulieren, längerfristig

> *Eine verbesserte Emotionsregulation trägt auch positiv zu Ihrer Selbstregulation bei*

mit einer Verbesserung der Selbstregulation einhergeht. Mit anderen Worten: Wenn Sie Ihre Gefühle effizienter kontrollieren, wird auch Ihre Selbstregulation besser. Sie haben nämlich mehr Energie zur Verfügung, um störende Impulse zu hemmen bzw. diese in eine gewünschte Richtung zu lenken, und Sie sind generell trainierter. Dies wirkt sich auf viele Lebensbereiche positiv aus. So konnten verschiedene Studien dokumentieren, dass Menschen mit guter Selbstregulation sich u. a. gesünder ernähren, anstrengende Aufgaben länger durchhalten, generell weniger rauchen und geringere Mengen Alkohol konsumieren (Baumeister et al. 2006).

Körperliche Aktivität fördert Ihre Selbstregulation!

Was können Sie darüber hinaus noch tun, um Ihre Selbstregulation zu verbessern? Der bisherige Ansatz zur *Steigerung der Gefühlsregulation* ist sicher entscheidend und sollte im Vordergrund stehen. Sie können darüber hinaus aber noch mehr tun. Überraschenderweise sind es speziell körperliche Aktivitäten, die Ihre Selbstregulationsfähigkeiten *generell* verbessern. In einer Studie untersuchten die Autoren beispielsweise die Bedeutung eines zweimonatigen Fitnesstrainings für die allgemeine Selbstregulation (Oaten u. Cheng 2006). Selbstregulation wurde durch verschiedene Aufmerksamkeitstests erfasst, wobei die Versuchspersonen sich nicht durch andere Reize (u. a. eine Komödie, die unmittelbar neben dem Test abgespielt wurde) ablenken lassen durften. Die Leistungen aller Versuchspersonen wurden zu Beginn und nach dem Training erfasst. Allerdings nahm nur die Hälfte aller Probanden am Fitnesstraining teil, während der Rest einer Wartegruppe zugeteilt wurde. Wie von den Autoren erwartet, verschlechterte sich die Leistung im zweiten Testdurchgang bei allen Teilnehmern, da sie durch den ersten Test bereits erschöpft waren (es mussten jeweils zwei anstrengende Leistungstests absolviert werden). Dies änderte sich jedoch nach der 8-wöchigen Trainingsphase, allerdings nur in der Gruppe, die das Fitnesstraining absolviert hatte, nicht jedoch in der Vergleichsgruppe ohne Training. Die Sportler zeigten nach 8 Wochen eine deutlich reduzierte geistige Erschöpfung *nach der ersten Aufgabe*. Außerdem fand sich nur in der Trainingsgruppe eine Veränderung von Verhaltensgewohnheiten, die eine verbesserte Selbststeuerung nahelegen. Unter anderem sahen Versuchspersonen der Sportgruppe weniger fern, ernährten sich gesünder und verschoben Aufgaben seltener, während es keine Veränderungen diesbezüglich in der Wartegruppe gab. Offensichtlich wirkte sich die regelmäßige sportliche Aktivität nicht nur auf rein körperliche Prozesse und die Fitness aus, sondern führte generell zu einer verbesserten Selbstregulation. Entscheidend für diesen Effekt ist jedoch, dass die sportliche Aktivität *regelmäßig* ausgeführt wird, die Intensität war hingegen weniger wichtig!

Meditieren Sie!

Yoga und Meditation sind weitere hilfreiche Techniken, die Selbstregulationsprozesse verbessern. Schon allein das regelmäßige Üben erfordert Willensstärke. Die gesteigerte Konzentration und das willentliche Ausblenden anderer Informationen trainiert die Selbstregulation. Verbunden mit einem nicht wertenden Fokus üben Sie sich gleichzeitig in Akzeptanz (▶ Kap. 14). Sie sollten also die in den letzten Wochen erlernten Meditationsübungen fortsetzen. Meditation schult die Konzentration und ermöglicht Ihnen längerfristig eine bessere Leistungsfähigkeit. Eine gute Anleitung zu verschiedenen Meditationstechniken finden Sie im Buch »Meditation für Skeptiker« von Ulrich Ott (2010).

> **Merke**
> Selbstregulation hat einen wesentlichen Einfluss darauf, wie gut Sie Ihr Verhalten *generell* steuern können. Es erfordert jedoch geistige Ressourcen, die sich ähnlich wie ein Muskel schnell erschöpfen, wenn Sie zu stark beansprucht werden oder untrainiert sind. Die unten aufgeführten Übungen bzw. Maßnahmen erscheinen mir hilfreich, um Selbstregulationsfähigkeiten zu verbessern bzw. Ich-Erschöpfung zu vermeiden. Sie sollten dabei jedoch Schwerpunkte setzen. Schauen Sie sich an, welche der genannten Vorschläge für Sie relevant und umsetzbar sind. Stellen Sie sich jedoch keine überhöhten Ziele und seien Sie auch nicht übermotiviert. Es reicht, wenn Sie erst einmal mit *einer* der folgend dargestellten Maßnahmen beginnen. Schon das allein sollte eine gewisse Entlastung nach sich ziehen und Ihre Selbstregulationsfähigkeiten verbessern bzw. einer Erschöpfung vorbeugen. Allerdings benötigen Sie Geduld, die Wirkung setzt oft erst nach einiger Zeit (Wochen, Monate) ein.

Überfordern Sie sich nicht!

■ **ÜBUNGEN für diese Woche:**

1. Machen Sie sich deutlich, wie oft Sie unter Bedingungen tätig sind, die eine Ego-Depletion fördern. Hierzu gehören unter anderem Multitasking, fehlende motivationale Herausforderungen, die Überschätzung Ihrer geistigen Ressourcen, unzureichende Regenerationsphasen und die Unterdrückung von Gefühlen und Konflikten sowie das Aufschieben von Aufgaben. Planen Sie Ihre Arbeitswoche so, dass Sie nicht ständig unterbrochen werden oder Ihre Aufmerksamkeit *gleichzeitig* auf verschiedene Aufgaben ausrichten müssen. Arbeiten Sie stattdessen konzentriert eine Aufgabe nach der nächsten ab und gönnen Sie sich zwischendurch kleine Regenerationsphasen. Wechseln Sie positive mit negativen Tätigkeiten ab. Wenn Sie dazu neigen, Ihre Emotionen zu unterdrücken, schauen Sie sich das ► Kap. 12 zu Suppression noch einmal an. Im Urlaub und an den Wochenenden sollten Sie sich erholen und wann immer möglich technische Arbeitsgeräte und die E-Mail-Funktion Ihres Smartphones ausschalten. Je einfacher, desto besser.

2. Seien Sie körperlich aktiv! Quälen Sie sich jedoch nicht. Fangen sie ganz langsam an, mit 10-minütigen Spaziergängen beispielsweise. Am wirksamsten sind jedoch etwas längere, langsame Einheiten (beispielsweise 30–60 Minuten Spazierengehen, Walken bzw. 30–60 Minuten langsames Joggen zwei- bis dreimal die Woche). Sie sollten dabei noch ohne Probleme reden können! Man muss auch nicht beim Joggen die Strecke und Geschwindigkeit vermessen und danach die Daten analysieren. Je weniger Technik, desto besser! Sie können natürlich auch jeden anderen Sport ausüben, wichtig ist dabei, dass Sie *regelmäßig* trainieren. Routine und Regelmäßigkeit sind ganz entscheidend für den Effekt. Dies gilt übrigens für alle aufgeführten Körperübungen! Gerade bei Angststörungen und Depression und zur Verbesserung von Konzentration und Fokus hat sich Yoga sehr bewährt (mehr Informationen dazu finden Sie in Barnow (2013): »Therapie wirkt!« im Kapitel zu Angststörungen/Depression). Yoga lässt sich inzwischen überall erlernen. Schauen Sie, was für Sie am besten passt. Aber bedenken Sie, auch hier kommt es darauf an, regelmäßig zu üben. Einfache, beruhigende Asanas (das sind die einzelnen Yogahaltungen) sind meist besser geeignet als »PowerYoga«.

3. Denken Sie stets an die Regenerationsphasen: Pausen, Urlaube, kleine Spaziergänge oder auch 10 Minuten Meditationsübungen, wie ich sie oben beschrieben habe, sollten zu Ihrem Alltag gehören. Aber schonen Sie sich nicht, auch Unterforderung ist problematisch. Seien Sie geduldig, erste Effekte setzen erst nach Monaten ein, manchmal braucht es 1–2 Jahre, bis Sie wieder richtig durchatmen können.

4. Überlegen Sie, ob Sie an einer speziellen Gruppentherapie teilnehmen sollten, in der Techniken zur Emotionskontrolle und Selbstregulation eingeübt werden. Wir bieten in unserer Hochschulambulanz beispielsweise die Gruppe »Gefühle im Griff« an. Mehr Informationen hierzu finden Sie unter www.hochschulambulanz.uni-hd.de (letzter Zugriff: 21.6.2013). Informationen darüber, wann sich eine Einzeltherapie lohnt, wie eine solche Therapie organisiert ist und wie Patienten diese erleben, habe ich in meinem Buch »Therapie wirkt!« (Barnow 2013) beschrieben.

Üben, üben, üben!

> **Merke**
> Damit sind wir am Ende des Buches angekommen. Ich hoffe, dass es Sie ein Stück weitergebracht hat. Bedenken Sie jedoch, Wunder sind nicht zu erwarten, aber deutliche Besserungen Ihres psychischen und körperlichen Wohlbefindens werden eintreten, wenn Sie kontinuierlich Ihre Emotionsregulation trainieren. Veränderungen benötigen Zeit und Sie müssen die gelernten Strategien in Ihren Alltag integrieren. Es ist sehr wahrscheinlich, dass Sie vieles vergessen oder wieder in Ihren alten Trott verfallen. Das können Sie nur dadurch verhindern, dass Sie immer wieder ganz strukturiert die einzelnen Übungen zur Gefühlswahrnehmung und -regulation anwenden. Schauen Sie hierzu immer wieder mal in dieses Buch oder fangen Sie den 8-Wochen-Kurs einfach noch einmal von vorne an. Wiederholungen festigen und automatisieren das Gelernte! Aber auch allein das Lesen wird zu Erleichterung und Entlastung führen. Ich wünsche Ihnen viel Erfolg dabei!

Arbeitsmaterialien

© Springer-Verlag GmbH Deutschland 2018
S. Barnow, *Gefühle im Griff!*,
https://doi.org/10.1007/978-3-662-54637-6_18

In diesem Kapitel finden Sie die folgenden Arbeitsblätter:
- ►Arbeitsblatt 4.1: Fragebogen zum Regulationsstil ◘ Abb. 18.1
- ►Arbeitsblatt 4.2: Fragebogen zum Regulationsstil – Partnerversion ◘ Abb. 18.2
- ►Arbeitsblatt 7.1: Fragebogen zur Kontrollierbarkeit von Emotionen ◘ Abb. 18.3
- ►Arbeitsblatt 10.1: Liste mit Emotionswörtern – Woche 1, Strategie »Gefühle entdecken« ◘ Abb. 18.4
- ►Arbeitsblatt 10.2: »Wie reguliere ich meine Gefühle?« – Woche 1, Strategie »Gefühle regulieren« ◘ Abb. 18.5
- ►Arbeitsblatt 11.1: Heidelberger Fragebogen zur Erfassung der Emotionsregulation (H-FERST) – Woche 2, Strategie »Emotionsregulation testen, Grübeln abbauen« ◘ Abb. 18.6
- ►Arbeitsblatt 11.2: Rumination – Woche 2, Strategie »Emotionsregulation testen, Grübeln abbauen« ◘ Abb. 18.7
- ►Arbeitsblatt 11.3: Umgang mit Grübeln – Woche 2, Strategie »Emotionsregulation testen, Grübeln abbauen« ◘ Abb. 18.8
- ►Arbeitsblatt 12.1: Suppression – Woche 3, Strategie »Unterdrückung von Gefühlen« ◘ Abb. 18.9
- ►Arbeitsblatt 12.2: Schwingen Sie die Feder! – Woche 3, Strategie »Unterdrückung von Gefühlen« ◘ Abb. 18.10
- ►Arbeitsblatt 13.1: »Mal anders denken!« – Woche 4, Strategie »Neubewertung« ◘ Abb. 18.11
- ►Arbeitsblatt 13.2: Neubewertung – Woche 4, Strategie »Neubewertung« ◘ Abb. 18.12
- ►Arbeitsblatt 13.3: Transport in den Alltag – Woche 4, Strategie »Neubewertung« ◘ Abb. 18.13
- ►Arbeitsblatt 14.1: Akzeptanz – Woche 5, Strategie »Akzeptanz« ◘ Abb. 18.14
- ►Arbeitsblatt 15.1: Problemlösen – Woche 6, Strategie »Problemlösen« ◘ Abb. 18.15
- ►Arbeitsblatt 15.2: Problemlösen lernen! – Woche 6, Strategie »Problemlösen« ◘ Abb. 18.16
- ►Arbeitsblatt 16.1: Vermeidung – Woche 7, Strategie »Vermeiden« ◘ Abb. 18.17
- ►Arbeitsblatt 16.2: »Eine Situation, die ich schon seit Langem vermeide …« – Woche 7, Strategie »Vermeiden« ◘ Abb. 18.18

18

<table>
<tr><td colspan="2">Materialien aus Barnow, Gefühle im Griff!</td><td></td></tr>
<tr><td>Arbeitsblatt 4.1</td><td>Fragebogen zum Regulationsstil</td><td>Seite 1</td></tr>
</table>

Fragebogen zum Regulationsstil

Entscheiden Sie aus dem Bauch heraus, inwieweit die folgenden Aussagen typischerweise auf Sie zutreffen und kreuzen Sie rechts die passende Kategorie an. Dabei gibt es keine richtigen und falschen Antworten. Zur Auswertung siehe Kapitel 4.

In Situationen, in denen ich negative Gefühle empfinde (z. B. bei Konflikten, Alltagsproblemen) …		Trifft gar nicht zu	Trifft weniger zu	Teils, teils	Trifft eher zu	Trifft absolut zu
1	… lasse ich mich von meinen Gefühlen leiten. Sie helfen mir dabei, das Richtige zu tun.	1	2	3	4	5
2	… bleibe ich bei den Fakten und handle danach.	1	2	3	4	5
3	… denke ich sehr viel nach, um Lösungen zu finden.	1	2	3	4	5
4	… denke ich eher nicht nach und reagiere spontan.	1	2	3	4	5
5	… versuche ich, das Problem in seine Bestandteile zu zerlegen und diese einzeln abzuarbeiten.	1	2	3	4	5
6	… verlasse ich mich auf meine Intuition.	1	2	3	4	5

Abb. 18.1 Arbeitsblatt 4.1: Fragebogen zum Regulationsstil

Materialien aus Barnow, Gefühle im Griff!						
Arbeitsblatt 4.1	**Fragebogen zum Regulationsstil**					**Seite 2**

7	… entscheide ich aus dem Bauch heraus, wie das Problem zu lösen ist.	1	2	3	4	5
8	… prüfe ich sorgfältig alle meine Optionen.	1	2	3	4	5
9	… blockieren meine Gefühle alles Denken.	1	2	3	4	5
10	… nutze ich alle meine geistigen Ressourcen, um das Problem zu lösen.	1	2	3	4	5

◘ Abb. 18.1   Fortsetzung

Materialien aus Barnow, Gefühle im Griff!		
Arbeitsblatt 4.2	**Fragebogen zum Regulationsstil – Partnerversion**	**Seite 1**

Fragebogen zum Regulationsstil – Partnerversion

Entscheiden Sie aus dem Bauch heraus, inwieweit die folgenden Aussagen **typischerweise** auf die Person zutreffen, die Sie gebeten hat, diesen Fragebogen auszufüllen, und kreuzen Sie rechts die passende Kategorie an. Dabei gibt es keine richtigen und falschen Antworten. Zur Auswertung siehe Kapitel 4.

In Situationen, in denen sie/er negative Gefühle empfindet (z. B. bei Konflikten, Alltagsproblemen) …		Trifft gar nicht zu	Trifft weniger zu	Teils, teils	Trifft eher zu	Trifft absolut zu
1	… lässt sie/er sich von Gefühlen leiten. Diese helfen ihr/ihm dabei, das Richtige zu tun.	1	2	3	4	5
2	… bleibt sie/er bei den Fakten und handelt danach.	1	2	3	4	5
3	… denkt sie/er sehr viel nach, um Lösungen zu finden.	1	2	3	4	5
4	… denkt sie/er eher nicht nach und reagiert spontan.	1	2	3	4	5
5	… versucht sie/er, das Problem in seine Bestandteile zu zerlegen und diese einzeln abzuarbeiten.	1	2	3	4	5
6	… verlässt sie/er sich auf ihre/seine Intuition.	1	2	3	4	5

⬡ Abb. 18.2 Arbeitsblatt 4.2: Fragebogen zum Regulationsstil – Partnerversion

Materialien aus Barnow, Gefühle im Griff!						
Arbeitsblatt 4.2	**Fragebogen zum Regulationsstil – Partnerversion**					**Seite 2**

7	… entscheidet sie/er aus dem Bauch heraus, wie das Problem zu lösen ist.	1	2	3	4	5
8	… prüft sie/er sorgfältig alle Optionen.	1	2	3	4	5
9	… blockieren ihre/seine Gefühle alles Denken.	1	2	3	4	5
10	… nutzt sie/er alle geistigen Ressourcen, um das Problem zu lösen.	1	2	3	4	5

◘ Abb. 18.2   Fortsetzung

Materialien aus Barnow, Gefühle im Griff!		
Arbeitsblatt 7.1	**Fragebogen zur Kontrollierbarkeit von Emotionen**	**Seite 1**

Fragebogen zur Kontrollierbarkeit von Emotionen

Beantworten Sie die folgenden vier Fragen jeweils von 1 = »stimme überhaupt nicht zu« bis 5 = »stimme genau zu«, d. h. kreuzen Sie bei jeder Frage die entsprechende Zahl an. Zur Auswertung siehe Kapitel 7.

		stimmt überhaupt nicht				stimmt genau
1	Jeder kann lernen, seine Emotionen zu kontrollieren.	1	2	3	4	5
2	Wie hart sie es auch versuchen, Menschen können ihre Emotionen kaum verändern.	1	2	3	4	5
3	Die Wahrheit ist, dass Menschen wenig Kontrolle über ihre Emotionen haben.	1	2	3	4	5
4	Wenn jemand es will, kann er seine Emotionen ändern.	1	2	3	4	5

■ **Abb. 18.3** Arbeitsblatt 7.1: Fragebogen zur Kontrollierbarkeit von Emotionen

Materialien aus Barnow, Gefühle im Griff!

Arbeitsblatt 10.1	Liste mit Emotionswörtern	Seite 1

Liste mit Emotionswörtern

Abneigung   Abscheu   Ärger   Aggression   Amüsiertheit   Angst
Anteilnahme   Bedauern   Bedrückung   Begehren   Begeisterung
Belustigung   Beschwingtheit   Besorgnis   Betrübtheit   Beunruhigung
Bewunderung   Dankbarkeit   Ehrfurcht   Eifersucht   Einsamkeit   Ekel
Entmutigung   Entsetzen   Enttäuschung   Ergriffenheit   Erleichterung
Erniedrigung   Erregung   Euphorie   Freude   Fröhlichkeit   Frustration
Furcht   Gereiztheit   Glück   Grant   Groll   Hass   Heimweh   Heiterkeit
Hoffnung   Hoffnungslosigkeit   Irritation   Kälte   Kampflust   Kummer
Langeweile   Leere   Leidenschaft   Liebe   Lust   Missfallen
Missstimmung   Misstrauen   Mitgefühl   Mitleid   Neid   Neugierde
Niedergeschlagenheit   Panik   Ratlosigkeit   Reue   Rührung
Schadenfreude   Scham   Schmerz   Schreck   Schuld   Schwermut
Sehnsucht   Sorge   Spannung   Staunen   Stolz   Trauer   Traurigkeit
Triumph   Trotz   Überdruss   Übermut   Überraschung   Ungeduld   Unlust
Unruhe   Unsicherheit   Verachtung   Verdruss   Verehrung   Vergnügen
Verlangen   Verlassenheit   Verlegenheit   Vermissen   Verstimmtheit
Vertrauen   Verwunderung   Verzweiflung   Wärme   Wehmut   Widerwille
Wohlempfinden   Wohlwollen   Wut   Zärtlichkeit   Zorn   Zufriedenheit
Zuneigung   Zutrauen

◘ Abb. 18.4   Arbeitsblatt 10.1: Liste mit Emotionswörtern (aus: Lammers, C.-H. 2007: Emotionsbezogene Psychotherapie. Grundlagen, Strategien und Techniken (1. Aufl.). Stuttgart: Schattauer, S. 337. Mit freundlicher Genehmigung des Schattauer Verlags.

Materialien aus Barnow, Gefühle im Griff!		
Arbeitsblatt 10.2	**Wie reguliere ich meine Gefühle?**	Seite 1

»Wie reguliere ich meine Gefühle?«

Bitte notieren Sie drei Situationen, die ein Gefühl bei Ihnen ausgelöst haben, und beschreiben Sie, wie Sie mit dem Gefühl umgegangen sind. Dabei spielt es keine Rolle, ob es sich um ein positives oder negatives Gefühl handelt und ob die von Ihnen eingesetzte Strategie hilfreich war oder nicht.

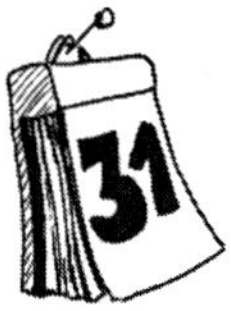

Tag:

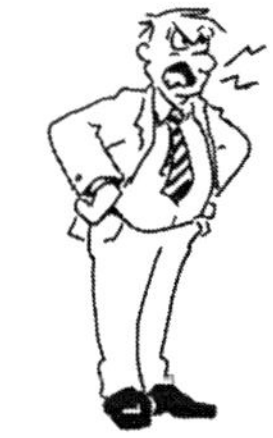

_______________   _______________   _______________

Auslöser:

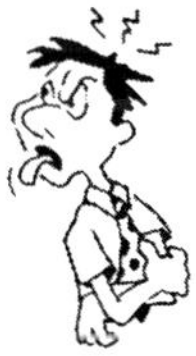

_______________   _______________   _______________

_______________   _______________   _______________

Gefühl:

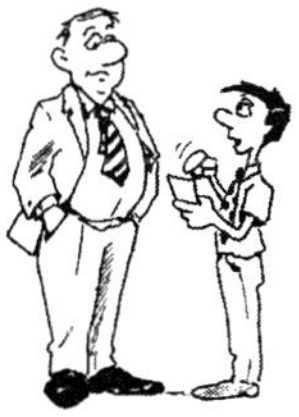

_______________   _______________   _______________

_______________   _______________   _______________

»Was habe ich damit gemacht?« (Strategie):

_______________   _______________   _______________

_______________   _______________   _______________

Abb. 18.5 Arbeitsblatt 10.2: »Wie reguliere ich meine Gefühle?«

<table>
<tr><td colspan="3">Materialien aus Barnow, Gefühle im Griff!</td></tr>
<tr><td>Arbeitsblatt 11.1</td><td>Heidelberger Fragebogen zur Erfassung der Emotionsregulation (H-FERST)</td><td>Seite 1</td></tr>
</table>

Heidelberger Fragebogen zur Erfassung der Emotionsregulation (H-FERST)

Allgemeine Instruktion

Schätzen Sie mithilfe des nachfolgenden Fragebogens ein, worin Ihre persönlichen Stärken im Umgang mit Ihren Gefühlen im Alltag liegen.

Genauer geht es darum, welche hilfreichen Strategien Sie in Ihrem Alltag häufig nutzen und welche dagegen eher selten. Gleichzeitig erhalten Sie Rückmeldung darüber, welche weniger hilfreichen Strategien Sie möglicherweise noch zu häufig zur Regulation Ihrer Emotionen nutzen.

Es werden neun verschiedene Strategien erfasst:

Hilfreiche Strategien	Weniger hilfreiche Strategien
— Neubewertung — Akzeptanz — Problemlösen — Aktivität & soziale Unterstützung	— Grübeln — Unterdrückung des emotionalen Ausdrucks — Unterdrückung des emotionalen Erlebens — Vermeidung — Ablenkung

Abb. 18.6   Arbeitsblatt 11.1: Heidelberger Fragebogen zur Erfassung der Emotionsregulation (H-FERST)

<table>
<tr><td colspan="3">Materialien aus Barnow, Gefühle im Griff!</td></tr>
<tr><td>Arbeitsblatt 11.1</td><td>Heidelberger Fragebogen zur Erfassung
der Emotionsregulation (H-FERST)</td><td>Seite 2</td></tr>
</table>

Instruktion Fragebogen

Bitte entscheiden Sie aus dem Bauch heraus, inwieweit die unteren Aussagen **typischerweise** auf Sie zutreffen und kreuzen Sie rechts die passende Kategorie an. Dabei gibt es keine richtigen und falschen Antworten. Beziehen Sie Ihre Einschätzungen bitte auf das **letzte Jahr**.

Beispiel
Bitte schätzen Sie ein, inwieweit folgende Aussage typischerweise auf Sie zutrifft:

»Wenn ich traurig bin, versuche ich mir vor anderen nichts anmerken zu lassen«

trifft gar nicht zu	trifft weniger zu	teils, teils	trifft eher zu	trifft zu
①	②	③	④	⑤

Wenn Sie der Meinung sind, dass Sie Ihre Traurigkeit vor Anderen immer zu verbergen versuchen, stimmen Sie dieser Aussage zu. Sie würden also auf der Skala die Einschätzung »trifft zu« ankreuzen.

»Wenn ich traurig bin, versuche ich mir vor anderen nichts anmerken zu lassen«

trifft gar nicht zu	trifft weniger zu	teils, teils	trifft eher zu	trifft zu
①	②	③	④	⊗

Beginnen Sie nun mit dem Ausfüllen des Fragebogens auf der nächsten Seite.

▢ Abb. 18.6 Fortsetzung

Materialien aus Barnow, Gefühle im Griff!

Arbeitsblatt 11.1	Heidelberger Fragebogen zur Erfassung der Emotionsregulation (H-FERST)	Seite 3

Fragebogen

Bitte schätzen Sie ein, inwieweit die folgenden Aussagen **typischerweise** auf Sie zutreffen.

Strategie 1: Grübeln	Trifft gar nicht zu	Trifft weniger zu	Teils, teils	Trifft eher zu	Trifft zu
1	Wenn ich negative Gefühle habe, grüble ich häufig darüber nach, warum ich mich so fühle.	1	2	3	4	5
2	Nach emotionalen Erlebnissen/ Situationen denke ich intensiv darüber nach, was ich in der Situation getan und gesagt habe, um meine Gefühle besser zu verstehen.	1	2	3	4	5
3	Ich ertappe mich dabei, wie ich immer wieder über etwas nachdenken muss, das mich geärgert oder traurig gemacht hat.	1	2	3	4	5
4	Ich erinnere mich oft an vergangene Konflikte und überlege, was ich hätte anders tun können.	1	2	3	4	5
Summe:					

◻ Abb. 18.6 Fortsetzung

Materialien aus Barnow, Gefühle im Griff!		
Arbeitsblatt 11.1	**Heidelberger Fragebogen zur Erfassung der Emotionsregulation (H-FERST)**	**Seite 4**

Strategie 2: Neubewertung		Trifft gar nicht zu	Trifft weniger zu	Teils, teils	Trifft eher zu	Trifft zu
5	Wenn ich mich schlecht fühle, versuche ich die guten Aspekte einer Situation zu erkennen.	1	2	3	4	5
6	Wenn ich in eine stressige Situation gerate, ändere ich meine Gedanken über die Situation so, dass es mich beruhigt.	1	2	3	4	5
7	Wenn ich mich besser fühlen möchte, konzentriere ich mich auf die guten Seiten einer Situation.	1	2	3	4	5
8	Ich ändere meine Gefühle, indem ich über meine aktuelle Situation anders nachdenke.	1	2	3	4	5
Summe:						

Strategie 3: Akzeptanz						
9	Wenn ich etwas nicht ändern kann, akzeptiere ich die Situation so, wie sie ist.	1	2	3	4	5
10	Ich kann unangenehme Emotionen tolerieren und aushalten.	1	2	3	4	5
11	Ich bin gut in der Lage, die Dinge zu akzeptieren, wie sie gerade sind.	1	2	3	4	5
Summe:						

◘ Abb. 18.6 Fortsetzung

Materialien aus Barnow, Gefühle im Griff!

Arbeitsblatt 11.1	Heidelberger Fragebogen zur Erfassung der Emotionsregulation (H-FERST)	Seite 5

Strategie 4: Problemlösen		Trifft gar nicht zu	Trifft weni- ger zu	Teils, teils	Trifft eher zu	Trifft zu
12	Bei der Suche nach Lösungen für ein Problem verlasse ich mich nicht (nur) auf mein Bauchgefühl, sondern überlege möglichst rational.	1	2	3	4	5
13	Ich denke über Lösungsmöglichkeiten nach, wie ich die Situation ändern kann.	1	2	3	4	5
14	Bei Problemen überlege ich mir genau, wie ich am besten mit der Situation umgehen kann.	1	2	3	4	5
15	Wenn ich eine Entscheidung treffen muss, wäge ich die verschiedenen Alternativen sorgfältig gegeneinander ab.	1	2	3	4	5
Summe:						

◘ Abb. 18.6 Fortsetzung

Materialien aus Barnow, Gefühle im Griff!		
Arbeitsblatt 11.1	**Heidelberger Fragebogen zur Erfassung der Emotionsregulation (H-FERST)**	**Seite 6**

Strategie 5a: Unterdrückung des emotionalen Ausdrucks	Trifft gar nicht zu	Trifft weniger zu	Teils, teils	Trifft eher zu	Trifft zu
16 Wenn mich etwas ärgert oder traurig macht, versuche ich meine Gefühle vor anderen nicht zu zeigen.	1	2	3	4	5
17 Körperliche Signale meiner Gefühle verberge ich meist.	1	2	3	4	5
18 Andere Personen können meistens schwer sagen, wie ich mich gerade fühle.	1	2	3	4	5
19 Auch wenn ich gerade sehr aufgeregt bin, gelingt es mir, äußerlich ruhig zu wirken.	1	2	3	4	5
Summe:					

Strategie 5b: Unterdrückung des emotionalen Ausdrucks					
20 Negative Emotionen versuche ich gar nicht erst zuzulassen.	1	2	3	4	5
21 Ich lasse meine Emotionen selten hochkochen, sondern halte sie zurück.	1	2	3	4	5
22 Ich vermeide, wenn immer möglich, meine Gefühle wahrzunehmen.	1	2	3	4	5
23 Wenn ich starke Emotionen habe, schiebe ich diese sofort beiseite.	1	2	3	4	5
Summe:					

◻ **Abb. 18.6** Fortsetzung

Materialien aus Barnow, Gefühle im Griff!		
Arbeitsblatt 11.1	**Heidelberger Fragebogen zur Erfassung der Emotionsregulation (H-FERST)**	**Seite 7**

Strategie 6: Vermeidung	Trifft gar nicht zu	Trifft weniger zu	Teils, teils	Trifft eher zu	Trifft zu
24 Situationen, die negative Gefühle in mir auslösen könnten, vermeide ich lieber.	1	2	3	4	5
25 Vor starken, intensiven Gefühlen habe ich Angst.	1	2	3	4	5
26 Gedanken an Dinge, die mich belasten, versuche ich irgendwie zu vermeiden.	1	2	3	4	5
27 Ich sorge dafür, dass ich nicht mit unangenehmen Situationen konfrontiert werde, wann immer dies möglich ist.	1	2	3	4	5
Summe:					

◘ Abb. 18.6 Fortsetzung

Materialien aus Barnow, Gefühle im Griff!		
Arbeitsblatt 11.1	**Heidelberger Fragebogen zur Erfassung der Emotionsregulation (H-FERST)**	**Seite 8**

Strategie 7a: Aktivität & soziale Unterstützung	Trifft gar nicht zu	Trifft weniger zu	Teils, teils	Trifft eher zu	Trifft zu
28 Wenn es mir schlecht geht, gönne ich mir etwas Gutes, um mich besser zu fühlen.	1	2	3	4	5
29 Negative und positive Gefühle teile ich gern, indem ich andere anrufe oder mich mit ihnen treffe und darüber rede.	1	2	3	4	5
30 Wenn ich starke Emotionen erlebe, reagiere ich mich durch eine sportliche Aktivität (z.B. Laufen, Fitness, Boxen, …) ab.	1	2	3	4	5
31 Ich rede oft mit meinem/r Partner/in oder meinen engsten Freunden über meine Emotionen.	1	2	3	4	5
32 Anspannung und negative Gefühle baue ich ab, indem ich mich entspanne (z.B. Yoga, Entspannungstechniken, Achtsamkeit, …).	1	2	3	4	5
Summe:					

◘ Abb. 18.6 Fortsetzung

Materialien aus Barnow, Gefühle im Griff!

Arbeitsblatt 11.1	Heidelberger Fragebogen zur Erfassung der Emotionsregulation (H-FERST)	Seite 9

Strategie 7b: Ablenkung		Trifft gar nicht zu	Trifft weniger zu	Teils, teils	Trifft eher zu	Trifft zu
33	Wenn ich mich schlecht fühle, sitze ich stundenlang vor dem Computer und surfe (z.B. soziale Netzwerke, Foren, …), um mich abzulenken.	1	2	3	4	5
34	Manchmal kaufe ich etwas, obwohl ich es gar nicht brauche, damit ich mich besser fühle.	1	2	3	4	5
35	Wenn es mir schlecht geht, trinke ich Alkohol, rauche eine Zigarette oder nehme Drogen oder Tabletten, um mich besser zu fühlen.	1	2	3	4	5
36	Wenn ich intensive Gefühle erlebe, beruhige ich mich, indem ich mir etwas zu Essen gönne.	1	2	3	4	5
Summe:						

◘ Abb. 18.6   Fortsetzung

<table>
<tr><td colspan="3">Materialien aus Barnow, Gefühle im Griff!</td></tr>
<tr><td>Arbeitsblatt 11.1</td><td>Heidelberger Fragebogen zur Erfassung der Emotionsregulation (H-FERST)</td><td>Seite 10</td></tr>
</table>

Auswertung – Stärken und Schwächen

Sie können Ihre **Stärken und Schwächen** im alltäglichen Umgang mit Gefühlen ganz einfach selbst ermitteln. Folgen Sie der Anleitung dazu Schritt für Schritt.

Im Fragebogen haben Sie die Aussagen auf einer Skala von »trifft gar nicht zu« bis »trifft zu« eingeschätzt, wobei Sie auch immer eine Ziffer zwischen eins und fünf angekreuzt haben. Schlagen Sie nun nach, in welchem Bereich Ihre Summenwerte liegen (Achten Sie darauf, dass es **getrennte Tabellen** für die hilfreichen bzw. weniger hilfreichen Strategien gibt).

In den Tabellen sind zudem die Verweise auf die jeweiligen Kapitel im Übungsteil aufgeführt. Dort finden Sie daher konkrete Hinweise dazu, wie Sie einer zu häufigen Anwendung dieser Strategien entgegenwirken und welche hilfreichen Alternativen Sie stattdessen einsetzen können.

Übernehmen Sie sich jedoch nicht, indem Sie versuchen, alle problematischen Strategien auf einmal anzugehen!

Beginnen Sie zuerst mit einer eingesetzten Strategie, die Sie momentan selbst am meisten stört (Tabelle 1a) und bearbeiten Sie die Übungen nach und nach. Halten Sie sich dabei auch immer wieder Ihre persönlichen Stärken vor Augen (Tabelle 1b), die Sie im Umgang mit Ihren Gefühlen haben! Wenn Sie sich dann sicherer fühlen, können Sie sich den anderen Strategien zuwenden.

◘ Abb. 18.6 Fortsetzung

Materialien aus Barnow, Gefühle im Griff!

Arbeitsblatt 11.1	Heidelberger Fragebogen zur Erfassung der Emotionsregulation (H-FERST)	Seite 11

Tabelle 1a: Gebrauch weniger hilfreicher Strategien

Grübeln	Unter-drückung Ausdruck	Unter-drückung Erleben	Vermeidung	Ablenkung	Bewertung
4–13	4–11	4–8	4–10	4–6	👍
14–17	12–16	9–12	11–15	7–10	👉
18–20	17–20	13–20	16–20	11–20	👎
s. Kapitel 11	s. Kapitel 12	s. Kapitel 12	s. Kapitel 16		Abschnitt

- **Weniger hilfreiche Strategien mit dem 👍:**
  Prima, sie setzen diese Strategien selten ein! Änderungsbedarf ist nicht gegeben!

- **Weniger hilfreiche Strategien mit dem 👉:**
  Sie wenden diese Strategien nicht häufiger als andere Personen. Sie müssen hier also nichts verändern.

- **Weniger hilfreiche Strategien mit dem 👎:**
  Sie setzen diese Strategien zu häufig ein. Das bedeutet nicht, dass Sie diese Strategien unter gar keinen Umständen anwenden sollten, denn in einigen Situationen können sie durchaus sehr hilfreich sein. Werden sie aber sehr oft eingesetzt, können langfristig Probleme entstehen (z. B. hinsichtlich sozialer Beziehungen, Wohlbefinden oder körperlicher Gesundheit). Im Übungsteil finden Sie daher konkrete Hinweise dazu, wie Sie einer zu häufigen Anwendung dieser Strategien entgegenwirken und welche hilfreichen Alternativen Sie stattdessen im Umgang mit Ihren Gefühlen haben! Wenn Sie sich dann sicherer fühlen, können Sie sich den anderen Strategien zuwenden.

◘ Abb. 18.6   Fortsetzung

Materialien aus Barnow, Gefühle im Griff!		
Arbeitsblatt 11.1	**Heidelberger Fragebogen zur Erfassung der Emotionsregulation (H-FERST)**	**Seite 12**

Tabelle 1b: Gebrauch hilfreicher Strategien

Neubewertung	Akzeptanz	Problemlösen	Aktivität	Bewertung
13–20	11–20	17–20	15–25	👍
9–12	8–10	14–16	11–14	👉
4–8	3–7	4–13	5–10	👎
s. Kapitel 13	s. Kapitel 14	s. Kapitel 15		Abschnitt

- **Hilfreiche Strategien mit dem 👍:**
  Dies sind Ihre persönlichen Stärken im Umgang mit Ihren Emotionen. Sie können diese Strategien und deren positive Konsequenzen gut für sich nutzen. Dennoch kann es sich lohnen, einen Blick auf die Übungen der Strategien zu werfen, denn gerade in stressigen Zeiten und Situationen »vergisst« man manchmal seine Stärken.

- **Hilfreiche Strategien mit dem 👉:**
  Sie verwenden diese Strategien nicht häufiger oder seltener im Vergleich zu anderen Personen. Sie müssen also nichts ändern. Andererseits ist es sicher hilfreich diese Strategien noch häufiger anzuwenden.

- **Hilfreiche Strategien mit dem 👎:**
  Diese Strategien schöpfen Sie momentan noch nicht voll aus. Schlagen Sie in den jeweiligen Kapiteln nach, wie Sie diese Strategien besser und häufiger anwenden können. Im Übungsteil finden Sie konkrete Hinweise dazu, wie Sie diese häufiger anwenden können. Übernehmen Sie sich jedoch nicht, indem Sie versuchen, alle hilfreichen Strategien auf einmal zu verbessern! Beginnen Sie zuerst mit einer zu selten eingesetzten Strategie und bearbeiten Sie die Übungen nach und nach. Wenn Sie sich dann sicherer fühlen, können Sie sich den anderen Strategien zuwenden.

◻ **Abb. 18.6** Fortsetzung

Materialien aus Barnow, Gefühle im Griff!		
Arbeitsblatt 11.2	**Rumination**	**Seite 1**

Rumination

Grübeleien darüber, was man hätte tun und was man hätte lassen sollen, sie führen zu nichts.
(Lion Feuchtwanger, deutscher Schriftsteller 1884–1958)

Was bedeutet Grübeln?

Kennen Sie Situationen, in denen Sie sich gedanklich immer wieder mit nur einem Thema beschäftigen und dabei das Gefühl haben »festzustecken«, ohne zu einer Lösung zu kommen? Wenn wir negative Gefühle erleben oder uns in schwierigen Situationen befinden, denken wir manchmal sehr intensiv nach, um unsere Gefühle oder das Problem besser zu verstehen. Dabei können die Gedanken immer wieder um das Problem kreisen, ohne dass eine Lösung gefunden wird, wie zum Beispiel in der nachfolgenden Situation:

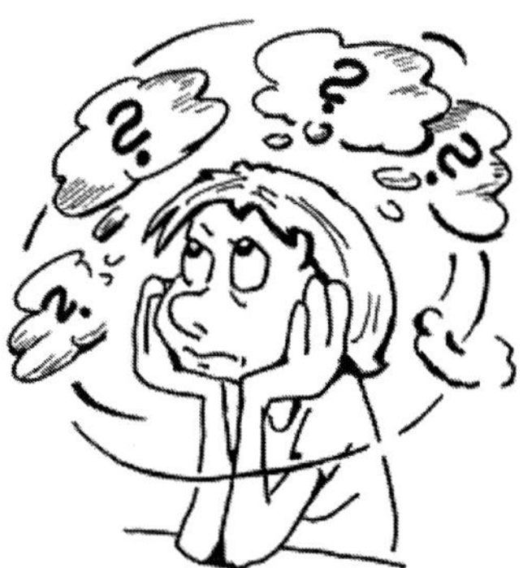

Anne hat sehr häufig Streit mit ihrem Ehemann und empfindet dieses Problem als sehr belastend. Sie denkt daher oft über ihre Lage nach, versucht diese zu verstehen und stellt sich Fragen wie: »Was habe ich getan, dass er so wütend auf mich ist?« oder »Warum schaffe ich es nicht, während eines Streits ruhig zu bleiben?«. Obwohl sich Anne so intensiv mit diesen Fragen beschäftigt, kommt sie zu keinem Ergebnis. Stattdessen verstrickt sie sich immer mehr in den Gedanken und unternimmt keine Versuche, die Konflikte in ihrer Ehe zu lösen. Längerfristig zweifelt sie immer mehr an sich selbst, ihr Selbstwertgefühl sinkt und sie fühlt sich hilflos.

Mit Grübeln oder Rumination (so das Fachwort) ist ein solches andauerndes Nachdenken gemeint, bei dem versucht wird, mögliche Probleme und die damit zusammenhängenden Gefühle zu verstehen und eine Lösung zu finden. Allerdings führen diese Überlegungen nicht zu einem konkreten Ergebnis und es werden keine Versuche unternommen, aktiv etwas an der Situation zu ändern. Es kann auch sein, dass man immer wieder über Situationen nachdenkt, die bereits Vergangenheit sind und nicht mehr beeinflusst werden können. Beispielsweise könnte man sich fragen: »Warum habe ich nur so gehandelt?« und die Situation immer wieder im Kopf abspielen, um das eigene Verhalten besser zu verstehen.

Erinnern Sie sich auch an eine Situation, in der Sie intensiv gegrübelt haben? Welche Gedanken gingen Ihnen dabei durch den Kopf? Wie ging es Ihnen dabei?

◘ Abb. 18.7   Arbeitsblatt 11.2: Rumination

<table>
<tr><td colspan="3">Materialien aus Barnow, Gefühle im Griff!</td></tr>
<tr><td>Arbeitsblatt 11.2</td><td>Rumination</td><td>Seite 2</td></tr>
</table>

Grübeln
=
andauerndes Nachdenken über ein Problem, das
eigene Verhalten oder Empfinden

Folgen von Grübeln …

Manche Personen glauben, dass ihnen das Grübeln hilft, bestimmte Situationen und Probleme besser zu verstehen und diese damit besser lösen zu können. Oft bleibt es aber bei diesem wiederholten Nachdenken und Grübeln, ohne dass eine konkrete Handlung zur Verbesserung der Situation folgt.

In den meisten Fällen verhindert das übermäßige Nachdenken über ein Problem sogar eine erfolgreiche Verbesserung der Situation. Dabei wächst das Gefühl, dass die Lage ausweglos und unüberwindbar ist. Ganz besonders wenn die Situation bereits in der Vergangenheit liegt, ist ein ständiges Grübeln nicht hilfreich. Das Erlebnis kann so nicht rückgängig gemacht oder beeinflusst werden, die negativen Gefühle bleiben aber weiter präsent und werden immer wieder erzeugt, denn es reicht allein das Denken an negative Erlebnisse, um ähnliche Stimmungszustände hervorzurufen.

Vor allem negative Erlebnisse und Gefühle oder Selbstkritik sind Inhalte des wiederholten Grübelns. Bei diesen Gedanken werden wiederum negative Gefühle erlebt. So konnten verschiedene Studien zeigen, dass bereits 15 Minuten Grübeln die Stimmung verschlechtern und negative Effekte auf körperliche Funktionen haben kann (z. B. erhöhte/r Blutdruck, Herzrate, Muskeltonus). Langfristig führt Grübeln häufig zu depressiver Stimmung und Hilflosigkeitsgefühlen.

Grübeln ist also keine wirksame Strategie, um mit Problemen oder negativen Gefühlen umzugehen. Es wird eher verhindert, dass es zu einer Verbesserung der Situation kommen kann, da weniger aktive Versuche zur Lösung des Problems unternommen werden. Außerdem beeinflusst Grübeln die Stimmung negativ, führt zu Stresserleben, verschlechtert die körperliche Fitness, kann verschiedene Symptome mit auslösen (Kopfschmerzen, Bauchschmerzen) und verringert meist das Selbstwertgefühl. Vermehrtes Grübeln findet man zudem häufig bei depressiven Personen.

◘ **Abb. 18.7** Fortsetzung

Materialien aus Barnow, Gefühle im Griff!

Arbeitsblatt 11.2	Rumination	Seite 3

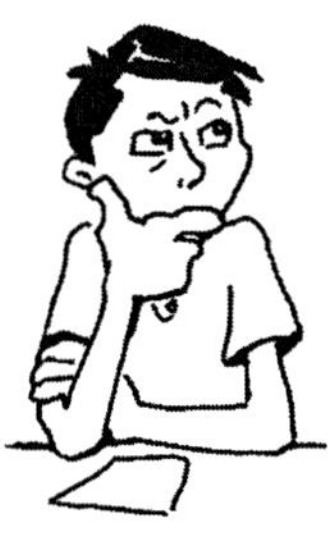
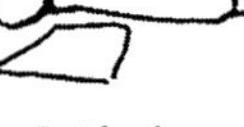

Grübeln

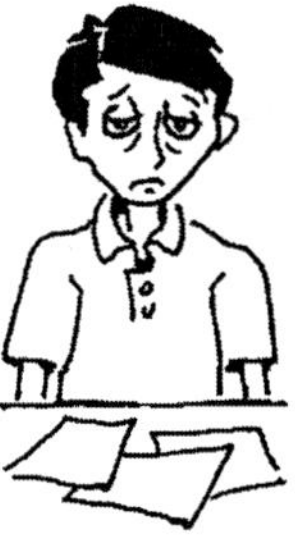

Negative
Gefühle

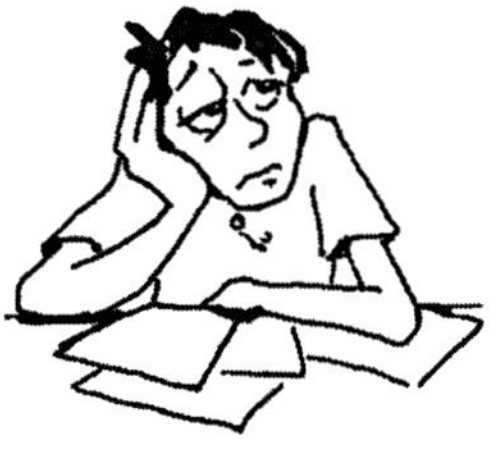

Depressive Stimmung,
Überforderung

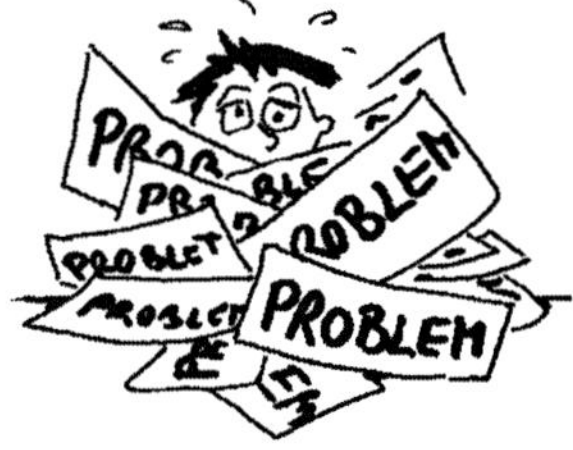

Keine Lösung der
Probleme

Arbeitsblatt 11.3. vermittelt Ihnen Strategien, wie Sie Grübeln entgegenwirken können.

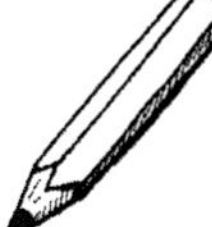

◘ **Abb. 18.7** Fortsetzung

<table>
<tr><td colspan="3">Materialien aus Barnow, Gefühle im Griff!</td></tr>
<tr><td>Arbeitsblatt 11.3</td><td>Umgang mit Grübeln</td><td>Seite 1</td></tr>
</table>

Umgang mit Grübeln

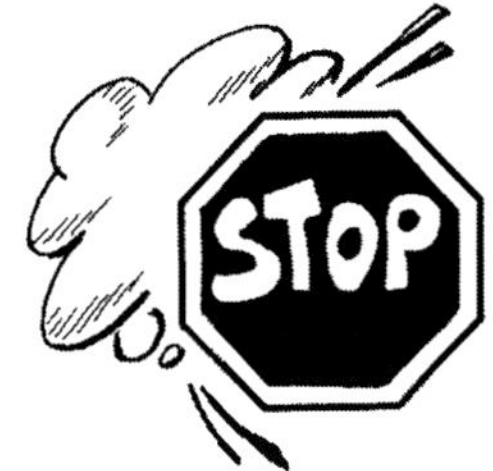

1. Begrenzen Sie Grübeleien, ständiges Fokussieren auf Probleme und negative Selbstgespräche auf eine Zeit von nicht länger als 5 Minuten! Am Abend werden grundsätzlich keine Probleme gewälzt. Stoppen Sie das Grübeln, stellen Sie sich beispielsweise ein Stoppschild vor.

2. Werden Sie aktiv! Stoppen Sie die Gedankenkette, indem Sie sich in eine positivere Stimmung versetzen und etwas Angenehmes tun: Treiben Sie Sport, unternehmen Sie etwas mit Anderen oder rufen Sie einen guten Freund an. *Oder* machen Sie **Power Posing** d. h., nehmen Sie eine selbstbewusste Haltung ein, strecken Sie voller Energie die Arme nach oben aus und atmen Sie tief und gleichmäßig für mindestens 2 Minuten in dieser Position.

3. Nehmen Sie eine distanzierte Haltung ein und bewerten Sie die Dinge neu. Machen Sie einen Schritt rückwärts und betrachten Sie Ihr Problem aus der Ferne, ist es wirklich so dramatisch? Finden Sie alternative Bewertungen, wie z. B. »Ich nehme die Situation als Herausforderung an!«, »Ich werde dadurch wachsen und später immer besser mit ähnlichen Situationen umgehen können«.

4. Setzen Sie gezielt die Problemlöse-Strategie ein! Zum Beispiel können Sie sich fragen, was genau Sie stört und was konkret verändert werden sollte. Eine hilfreiche Methode ist die Vier-Felder-Technik, um die positiven und negativen sowie die lang- und kurzfristigen Folgen einer Lösung gegeneinander abwägen zu können (siehe Kap. 15).

5. Erlernen Sie verschiedene Atemtechniken. Diese helfen Grübeln zu stoppen oder zumindest zu reduzieren. Eine verlangsamte Atmung beruhigt und weniger besorgniserregende Gedanken steigen auf.

6. Vermeiden Sie »**Rückwärtsgrübeln**«, also das Nachdenken über etwas, das bereits eingetreten ist und nicht mehr verändert werden kann! Versuchen Sie stattdessen, die Situation zu akzeptieren. Auch »**Vorwärtsgrübeln**« sollten Sie vermeiden, denn Sie können niemals vorhersagen, was passieren wird. Bleiben Sie stattdessen im Hier und Jetzt!

◘ **Abb. 18.8**   Arbeitsblatt 11.3: Umgang mit Grübeln

<table>
<tr><td colspan="3">Materialien aus Barnow, Gefühle im Griff!</td></tr>
<tr><td>Arbeitsblatt 12.1</td><td>Suppression</td><td>Seite 1</td></tr>
</table>

Suppression

Das Schönste wäre ja, wenn ich jenes unbewusste Empfinden, was manchmal leicht und lieblich in mir summt, figürlich ausdrücken könnte.
(Paula Modersohn-Becker, deutsche Malerin, 1876–1907)

Was bedeutet Suppression?

Was tun Sie, wenn Sie sehr verärgert sind, aber nicht möchten, dass Ihnen jemand diese Gefühle ansieht? Möglicherweise versuchen Sie, Ihre Mimik und Gestik zu kontrollieren und ein »Pokerface« zu bewahren, um so Anzeichen Ihres Ärgers zu verbergen. Diese Unterdrückung des emotionalen Ausdrucks und Verhaltens wird als Suppression bezeichnet.

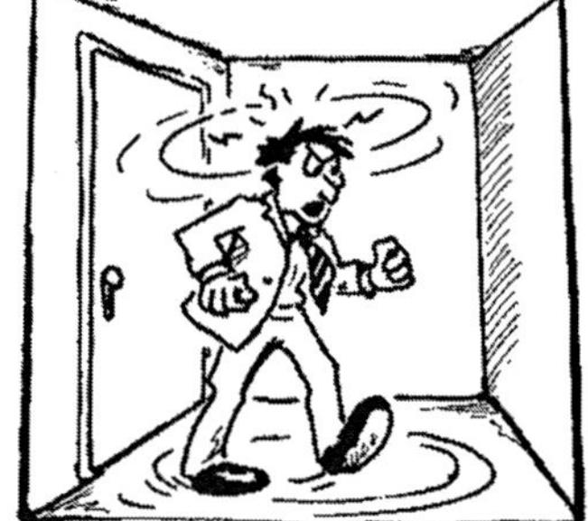

Wenn wir Emotionen erleben, drücken wir dies oft in unserer Mimik oder Gestik aus und zeigen ein bestimmtes Verhalten. Beispielsweise gehören zu dem Gefühl von Ärger auch heruntergezogene Augenbrauen, zusammengepresste Lippen, eine angespannte Körperhaltung und eine lautere Stimme. Diese Reaktionen sind Teile einer Emotion, die unter Anwendung von Suppression unterdrückt werden. Wie genau Suppression funktioniert, soll an einem kleinen Beispiel verdeutlicht werden:

In einem Meeting seiner Abteilung stellt Simon neue Ideen für den kommenden Monat vor. Er ist überzeugt davon, dass seine Ideen die Gewinne des Unternehmens um ein Vielfaches steigern können. Nach seiner Präsentation meldet sich ein Kollege und übt massiv Kritik an Simons Vorschlägen. Mit seinen

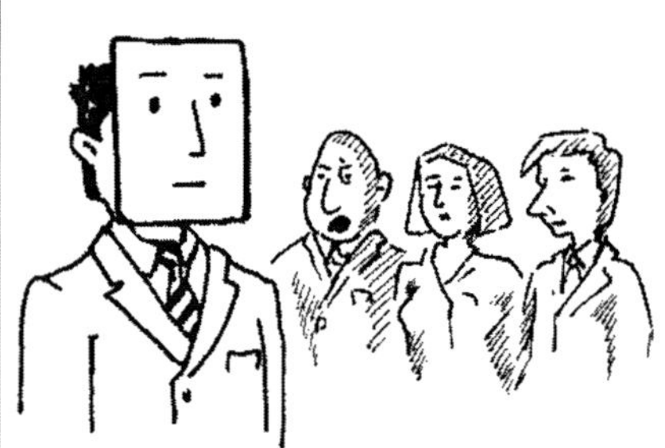

Aussagen bringt er auch die anderen Teilnehmer des Meetings auf seine Seite. Simon ist sehr aufgebracht und wütend auf seinen Kollegen, da er lange an seinem Konzept gearbeitet hat. Allerdings fürchtet er, sein Gesicht zu verlieren, wenn er seinen Ärger offen zeigt. Er versucht daher, ruhig zu bleiben und einen gelassenen Ausdruck zu bewahren. Er fühlt sich aber noch lange nach dem Meeting sehr aufgebracht und ärgert sich, dass er seine Meinung und seinen Ärger nicht vertreten/gezeigt hat.

◘ Abb. 18.9 Arbeitsblatt 12.1: Suppression

Materialien aus Barnow, Gefühle im Griff!

Arbeitsblatt 12.1	Suppression	Seite 2

Suppression bedeutet also die Unterdrückung des emotionalen Ausdrucks und Verhaltens. Die emotionalen Reaktionen werden dabei abgeschwächt oder gänzlich verhindert. Die ursprüngliche Emotion wird aber dennoch erlebt. Neben einer aktiven Unterdrückung kann die Suppression emotionaler Reaktionen auch unbewusst stattfinden.

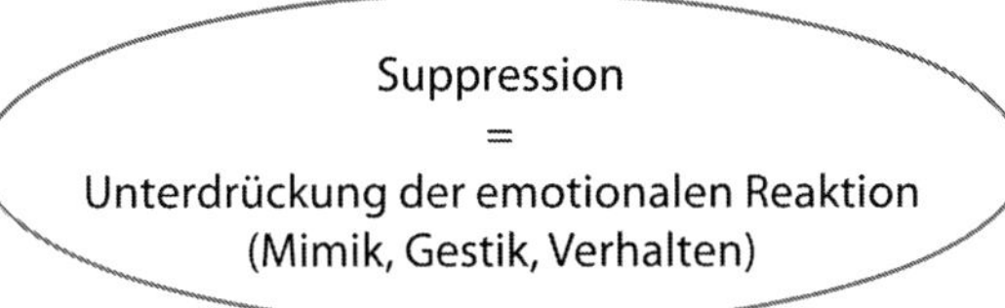

Folgen von Suppression …

Suppression ist eine Strategie zur Emotionsregulation, die eingesetzt wird, nachdem die Emotion bereits ausgelöst wurde. Es können also lediglich die zur Emotion gehörigen Verhaltensweisen unterdrückt werden, das Gefühl selbst bleibt durch die Suppression meist bestehen und wird weiterhin erlebt. In manchen Situationen kann es funktional erscheinen, die eigenen emotionalen Reaktionen vor dem Umfeld zu verbergen. Besonders wenn wir nicht unser Gesicht verlieren oder verletzlich erscheinen wollen, wie beispielsweise im Beruf. Dass die eigentliche Emotion aber weiterhin erlebt wird, ist vor allem bei negativen Gefühlen problematisch. Dazu kommt, dass positive Emotionen durch die Unterdrückung der emotionalen Reaktionen als weniger positiv erlebt werden. Insgesamt entsteht also ein negativeres und weniger positives emotionales Erleben. Langfristig ist die Anwendung von Suppression mit einer geringeren Lebenszufriedenheit und weniger Wohlbefinden verbunden.

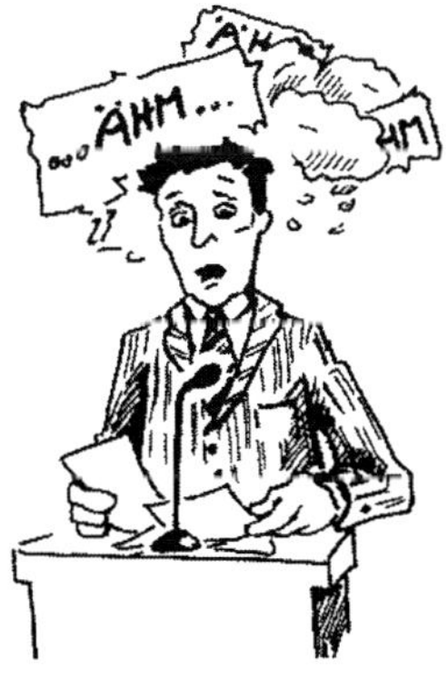

Außerdem erfordert Suppression ein gewisses Maß an geistigen Ressourcen, da die mit der Emotion verbundenen Reaktionen und Handlungen kontinuierlich unterdrückt werden müssen, um nicht nach außen hin sichtbar zu sein. Die dazu notwendige Kontrolle erfordert Aufmerksamkeit, welche dann für andere Aufgaben nicht mehr zur Verfügung steht. Beispielsweise kann man sich bei einem Vortrag vor Publikum nicht so sehr auf das konzentrieren, was man sagen möchte, wenn man gleichzeitig versucht, möglichst keine Anzeichen der eigenen Nervosität sichtbar werden zu lassen. So konnten psychologische Studien zeigen, dass die Anwendung von Suppression mit einer verringerten Gedächtnisleistung einhergeht. Zudem fehlen geistige Ressourcen,

◘ Abb. 18.9 Fortsetzung

Materialien aus Barnow, Gefühle im Griff!

Arbeitsblatt 12.1	Suppression	Seite 3

um in sozialen Situationen adäquat handeln zu können. Zum Beispiel könnte man während der Unterhaltung so sehr mit sich selbst und dem Verbergen der eigenen Emotionen beschäftigt sein, dass man dem Gespräch nicht aufmerksam folgen kann und die andere Person dadurch verärgert. Auch hier gibt es Befunde, die einen Zusammenhang zwischen der Anwendung von Suppression und einer schlechteren sozialen Einbettung belegen.

Daneben geht mit der Unterdrückung der emotionalen Reaktion eine erhöhte körperliche Erregung einher. Beispielsweise konnte bei der Anwendung von Suppression ein erhöhter Blutdruck gemessen werden. Diese erhöhte Erregung wurde nicht nur bei der Person festgestellt, die Suppression anwandte, sondern auch bei den Menschen, mit denen die Person interagierte, während sie gleichzeitig ihre emotionale Reaktion unterdrückte. Dies unterstreicht die Auswirkungen, die Suppression auf unsere sozialen Interaktionen haben kann – es herrscht quasi »dicke Luft«.

Aus dem Erleben einer Emotion bei gleichzeitiger Unterdrückung der dazugehörigen Reaktion geht oft auch ein Gefühl von Widersprüchlichkeit hervor. Man erlebt sich selbst als nicht authentisch oder unehrlich dem Umfeld gegenüber, da sich das innere Erleben deutlich von dem unterscheidet, was man äußerlich preisgibt. Daraus können auch negative Gefühle über das Selbst oder Fremdheit gegenüber dem Umfeld folgen.

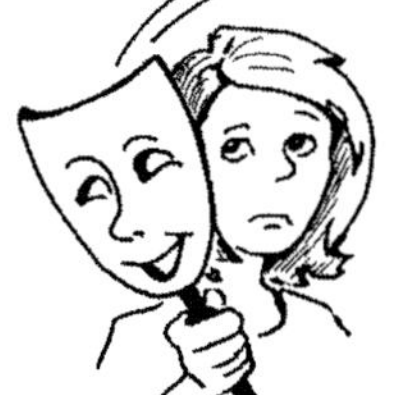

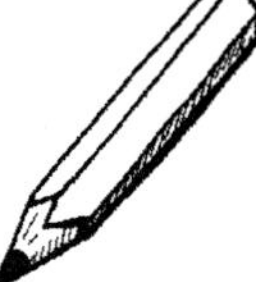

Arbeitsblatt 12.2. vermittelt Ihnen eine Strategie, wie Sie Ihren Gefühlen angemessen Ausdruck verleihen können.

■ **Abb. 18.9** Fortsetzung

<table>
<tr><td colspan="3">Materialien aus Barnow, Gefühle im Griff!</td></tr>
<tr><td>Arbeitsblatt 12.2</td><td>Schwingen Sie die Feder!</td><td>Seite 1</td></tr>
</table>

Schwingen Sie die Feder!

Nehmen Sie sich zu dieser Übung ca. 15 bis 20 Minuten Zeit und schreiben Sie über eine für Sie persönlich emotional belastende Situation. Achten Sie nicht auf Grammatik und Rechtschreibung, sondern schreiben Sie möglichst ohne Unterbrechung. Falls Sie über ein unangenehmes Ereignis berichten, kann es sein, dass Sie beim Schreiben erneut negative Emotionen empfinden. Lassen Sie sich dadurch nicht entmutigen, sondern schreiben Sie an den darauffolgenden 2 bis 4 Tagen erneut über dieses Ereignis. Viele Menschen berichten, dass diese Form des Schreibens für sie sehr wertvoll ist. Die negativen Gefühle gehen meist sehr schnell zurück und es zeigen sich langfristig positive Wirkungen auf die körperliche und seelische Gesundheit.

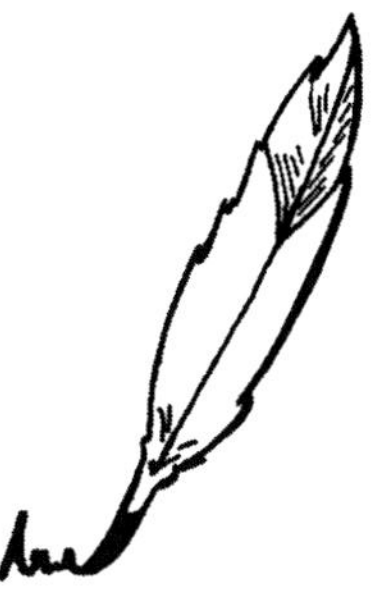

Alternative: ein Dankesbrief

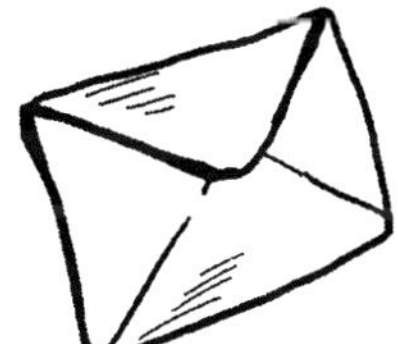

Nehmen Sie sich für diese Übung ca. 15 bis 20 Minuten Zeit und denken Sie an eine Person, bei der Sie sich gerne einmal bedanken möchten. Schreiben Sie dieser Person einen Brief, in dem Sie konkret beschreiben, was diese Person Gutes für Sie getan hat. Sprechen Sie die Person dabei direkt an. Auch bei dieser Übung können starke Gefühle auftreten, lassen Sie diese Gefühle ruhig zu. Ob Sie diesen Brief letztlich abschicken möchten, entscheiden Sie selbst.

▣ **Abb. 18.10**   Arbeitsblatt 12.2: Schwingen Sie die Feder!

Materialien aus Barnow, Gefühle im Griff!

| Arbeitsblatt 13.1 | »Mal anders denken!« | Seite 1 |

»Mal anders denken!«

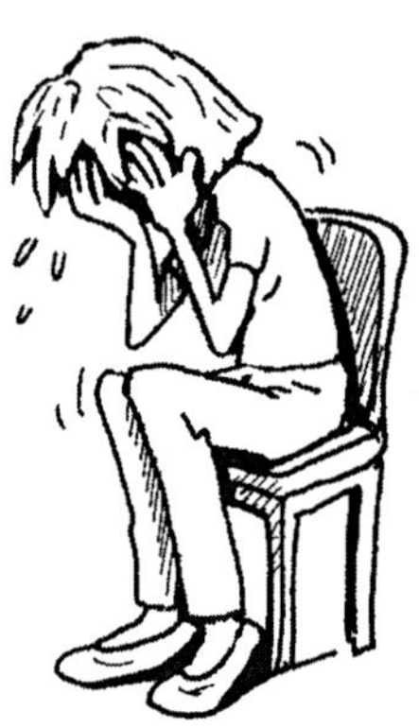

Für diese Übung denken Sie bitte an ein **negatives Gefühl** zurück, das Sie in den letzten Tagen bei sich wahrgenommen haben. Das könnte Wut, Traurigkeit, Angst oder eine andere Emotion sein. Erinnern Sie sich nun bitte genau daran, in welcher **Situation** Sie dieses Gefühl erlebt haben: Was ging dem Gefühl voraus? Wodurch wurde es ausgelöst? Wo waren Sie? Mit wem haben Sie gesprochen? Versuchen Sie, bei der Beschreibung der Situation möglichst objektiv zu bleiben und diese lediglich zu beschreiben. Im nächsten Schritt können Sie die Situation nun bewerten: Welche **Gedanken** sind Ihnen in dieser Situation durch den Kopf gegangen?

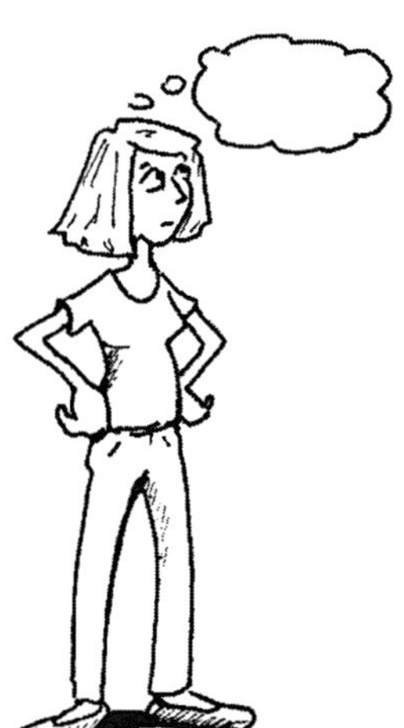

Hätten Sie diese Situation auch anders bewerten können? Werden Sie kreativ: Mit welchen **alternativen, positiveren Gedanken** hätten Sie die Situation auch bewerten können? Achten Sie nun darauf, ob und wenn ja, wie sich Ihr **emotionales Befinden** nach der Neubewertung verändert.

Sie sollten diese Übung über eine gesamte Woche mindestens einmal täglich durchführen und genau beobachten, welchen Einfluss Ihre Gedanken und Bewertungen auf Ihre Gefühle haben!

◻ **Abb. 18.11**   Arbeitsblatt 13.1: »Mal anders denken!«

Materialien aus Barnow, Gefühle im Griff!		
Arbeitsblatt 13.2	**Neubewertung**	**Seite 1**

Neubewertung

Die Menschen werden nicht durch Dinge beunruhigt, sondern durch die Ansichten, die sie darüber haben.
(Epiktet, stoischer Philosoph 50 n. Chr.)

Was bedeutet Neubewertung?

Ist Ihnen auch schon einmal aufgefallen, dass sich Situationen ganz unterschiedlich auf Ihre Emotionen auswirken können, je nachdem wie Sie diese einschätzen? So könnten Sie beispielsweise ein knappes Telefonat mit einem Freund negativ einschätzen (»Er interessiert sich nicht für mich«) und dabei Enttäuschung empfinden. Sie könnten jedoch auch versuchen, eine andere (positivere) Bewertung vorzunehmen (»Er ist momentan sehr beschäftigt«) – wie würde sich dies auf ihre Emotionen auswirken? Unter Neubewertung verstehen wir die veränderte Bewertung einer emotions- oder stressauslösenden Situation und zwar so, dass diese weniger emotional belastend für uns ist. So kann die emotionale Bedeutung, die eine Situation für uns hat, verändert werden. Emotionen können damit verändert oder in ihrer Intensität abgeschwächt bzw. auch verstärkt werden (beispielsweise wenn ich einen Erfolg mir selbst zuschreibe, anstatt dies lediglich auf glückliche Umstände zu beziehen). Durch Neubewertung werden also weniger negative und vermehrt positive Gefühle erlebt. Zur Veranschaulichung ein weiteres Beispiel:

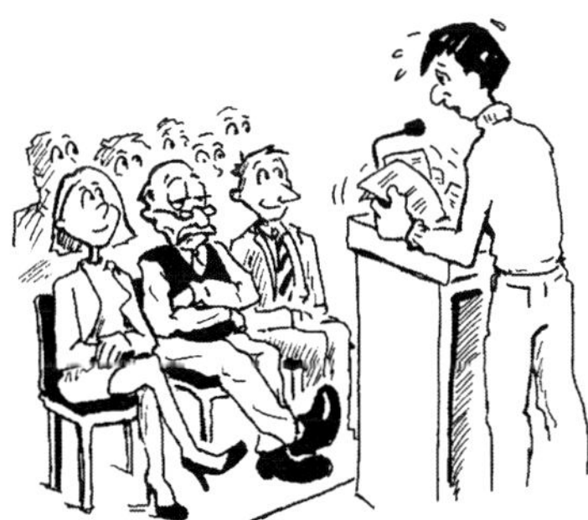

Dirk hält einen Vortrag vor Publikum. Während seines Vortrags fällt ihm ein älterer Herr auf, der immer wieder auf die Uhr sieht, gähnt und sichtlich gelangweilt aussieht. Dirk fühlt sich durch diese Störung sehr verunsichert. Er zweifelt an der Qualität seines Vortrags und wird zunehmend nervös. Seine Unsicherheit wird schließlich so groß, dass er sich kaum mehr konzentrieren kann und seinen Vortrag nur mit Mühe beendet.
Durch den Einsatz von Neubewertung könnte die Situation jedoch auch anders verlaufen: Wieder bemerkt Dirk den gelangweilten Zuhörer, diesmal versucht er die Situation aber distanzierter zu betrachten. Vielleicht hat der ältere Herr einfach kein Interesse an dem Thema seines Vortrags und nichts gegen ihn persönlich? Ihm fällt auf, dass der Rest des Publikums aufmerksam zuhört und nicht gelangweilt aussieht. Dirk kommt zu dem Schluss, dass der unhöfliche Zuhörer eine Ausnahme darstellt, die nichts mit der Qualität seines Vortrags zu tun hat. Durch diese Neubewertung der Situation bleibt Dirk gelassen und kann seinen Vortrag konzentriert beenden.

◘ Abb. 18.12   Arbeitsblatt 13.2: Neubewertung

Materialien aus Barnow, Gefühle im Griff!

Arbeitsblatt 13.2	Neubewertung	Seite 2

> Neubewertung
> =
> Eine Situation wird gedanklich umgedeutet
> und löst so positivere Emotionen aus

Wie funktioniert Neubewertung?

Besonders in emotional bedeutsamen Situationen laufen die emotionalen Reaktionen oft automatisch ab. Wenn man beispielsweise sehr wütend ist, neigt man aufgrund der Aufregung dazu, andere Erklärungen für die Situation zu übersehen. Diese automatisierten Bewertungen machen eine Neubewertung der Situation schwer. Daher ist es sinnvoll, zunächst Distanz zu schaffen, um die automatische Bewertung und emotionale Reaktion zu unterbrechen. Nehmen Sie dazu die Position eines neutralen Beobachters ein und fragen Sie sich, wie dieser die Situation bewerten würde. Durch das Schaffen von Distanz kann es gelingen, die Situation noch einmal ruhiger zu betrachten und so neu zu bewerten. Die positive Neubewertung ermöglicht auch eine konstruktivere Einschätzung der Situation, da Aspekte berücksichtigt werden, die zuvor in der Aufregung möglicherweise zu kurz gekommen wären.

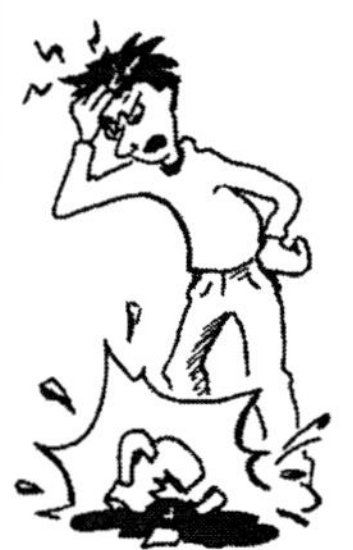

emotionale Situation

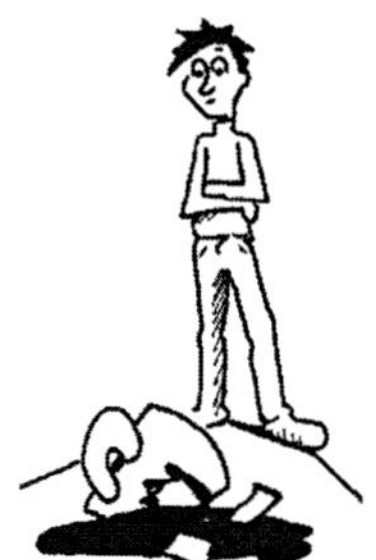

Distanz schaffen

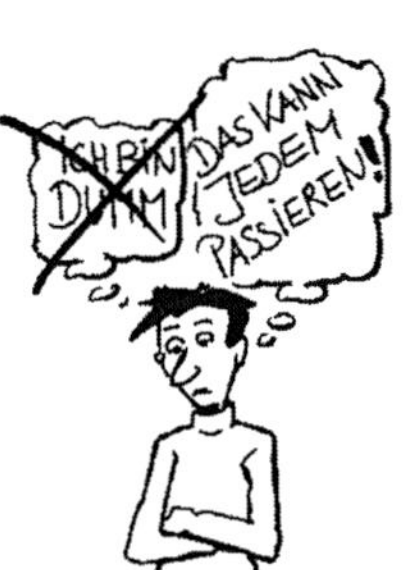

Neubewertung

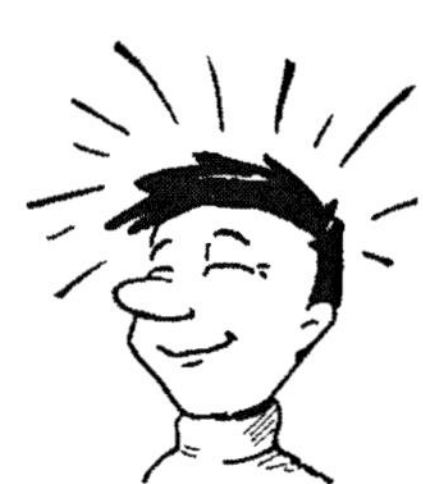

Positivere Emotionen

In der folgenden Tabelle sind zwei gegensätzliche Bewertungen derselben Situation gegenübergestellt. Aus den Bewertungen folgen wiederum unterschiedliche Emotionen und Handlungen. Anhand dieser Gegenüberstellung wird deutlich, dass aus der Neubewertung ein völlig anderer Verlauf einer bestimmten Situation folgen kann, der möglicherweise ein positiveres Erleben mit sich bringt.

◘ Abb. 18.12   Fortsetzung

<table>
<tr><td colspan="3">Materialien aus Barnow, Gefühle im Griff!</td></tr>
<tr><td>Arbeitsblatt 13.2</td><td>Neubewertung</td><td>Seite 3</td></tr>
</table>

Situation	Jemand kritisiert Sie	
Bewertung	»Ich bin schlecht, kann nichts wirklich, meine Leistung ist unzureichend.« oder: »Wie kommt der dazu mich zu kritisieren?«	»Was ist dran an der Kritik? Wo könnte ich mich nächstes Mal verbessern? Kritik hilft mir, mich weiterzuentwickeln ...«
Emotion	Sie fühlen sich beleidigt, traurig oder wütend	Sie sind interessiert, nachdenklich, optimistisch es nächstes Mal besser zu machen, eventuell sogar dankbar.
Handlung	Sie ziehen sich zurück und meiden die Person, Sie beschweren sich bei anderen und reden sich immer mehr in Rage ...	Sie lernen, notieren sich die Punkte, haben das Gefühl, dass Sie sich weiterentwickeln und immer besser werden können ...

Ist Neubewertung hilfreich?

Die Neubewertung einer Situation steht in der Regel zeitlich vor dem Auslösen einer emotionalen Reaktion. So werden bestimmte Emotionen, die sonst mit einer Situation einhergegangen wären, gar nicht erst erlebt oder sie treten nur in abgeschwächter Form auf. Da Neubewertung auf die positive Umdeutung einer Situation abzielt, werden mit dem Einsatz dieser Strategie positivere emotionale und körperliche Reaktionen erlebt. Zudem treten weniger negative Emotionen auf. Demgegenüber gehen mit negativen und unangemessenen Bewertungen oft depressive Gefühle einher.

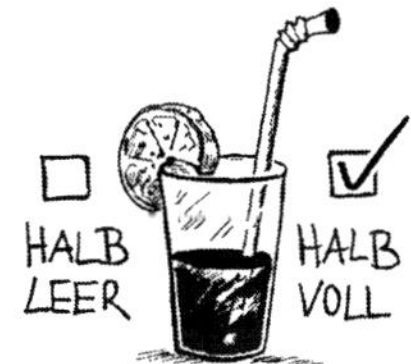

Oft wird also durch den Einsatz von Neubewertung das Erleben von intensiven, negativen Emotionen verringert. So sind mehr geistige Ressourcen für andere Aufgaben oder Handlungen verfügbar. Es konnte beispielsweise gezeigt werden, dass mit der Anwendung von Neubewertung eine erhöhte geistige Leistungsfähigkeit in Form von besseren Gedächtnisleistungen einhergeht. Auch ein Zusammenhang zwischen Neubewertung und besseren sozialen Interaktionen wurde dokumentiert. Darüber hinaus hat das Erleben von vermehrt positiven und weniger negativen Emotionen ein erhöhtes psychisches und körperliches Wohlbefinden zur Folge.

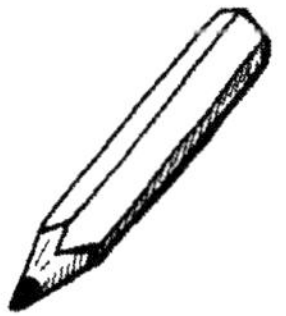

Probieren Sie doch einfach einmal aus, eine Situation, die für Sie emotional bedeutsam ist, neu zu bewerten. **Arbeitsblatt 13.1.** unterstützen Sie dabei.

◨ **Abb. 18.12** Fortsetzung

Arbeitsblatt 13.3	**Transport in den Alltag**	**Seite 1**

Transport in den Alltag

Bei dieser Übung handelt es sich um ein Hilfsmittel, das es Ihnen erleichtern soll, positive neue Gedanken und Bewertungen nicht zu vergessen, sondern diese in Ihren Alltag zu integrieren.

Denken Sie dazu noch einmal an eine für Sie belastende Situation oder ein belastendes Ereignis. Welche alternativen, positiven Gedanken sind für Sie in dieser Situation hilfreich, wie können Sie Ihre Situation neu bewerten? Schreiben Sie diese neuen Gedanken nun bitte auf **Karteikarten**. Dies könnte bspw. so aussehen:

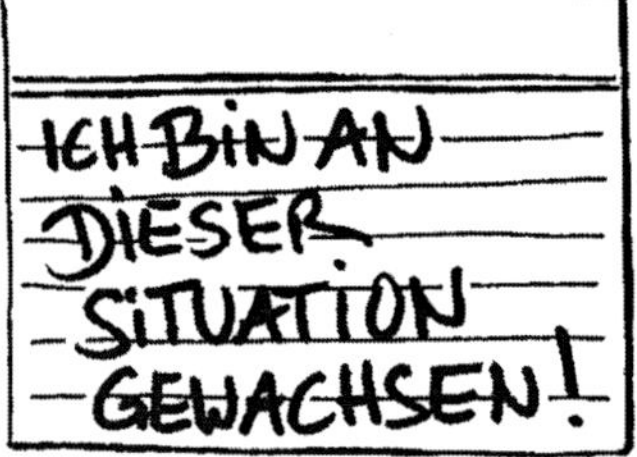

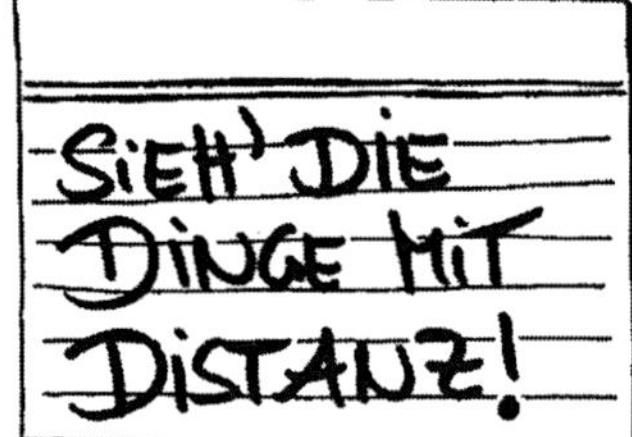

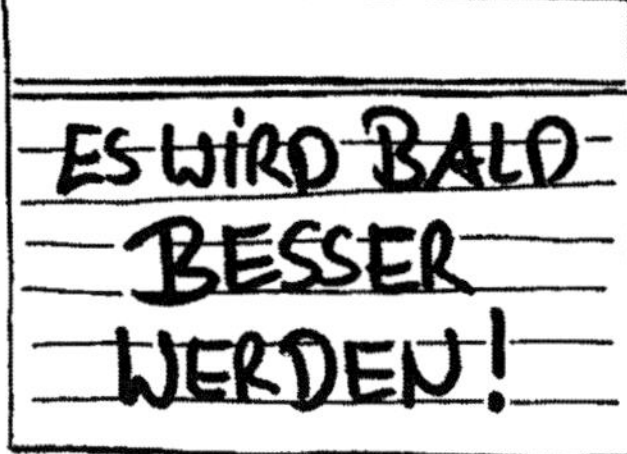

Fertigen Sie mehrere solcher Kärtchen an, aber übernehmen Sie sich nicht. Konzentrieren Sie sich auf die wichtigsten Neubewertungen. Sie können die Kärtchen an verschiedenen Orten aufbewahren, z. B. im Geldbeutel, im Auto oder in der Schreibtischschublade an Ihrem Arbeitsplatz. Wichtig ist, dass Sie sich die Karteikarten **regelmäßig ansehen**! Denn nur so erinnern Sie sich immer wieder an das, was Sie gerne anders machen möchten und die Wahrscheinlichkeit steigt, dass Sie dies auch umsetzen. Dabei können die Kärtchen natürlich immer wieder verändert und an Ihre Fortschritte angepasst werden.
Selbstverständlich können Sie sich auch für die anderen Emotionsregulationsstrategien Karteikärtchen anfertigen.

Abb. 18.13   Arbeitsblatt 13.3: Transport in den Alltag

<table>
<tr><td colspan="3">Materialien aus Barnow, Gefühle im Griff!</td></tr>
<tr><td>Arbeitsblatt 14.1</td><td>Akzeptanz</td><td>Seite 1</td></tr>
</table>

Akzeptanz

Quo nos fata trabunt retrahunque sequamur - Man muss es annehmen wie es kommt.
(Vergil, römischer Dichter, 70 v. Chr.)

Was bedeutet Akzeptanz?

Wenn Sie negative Emotionen wie Trauer, Schuld oder Ärger erleben, möchten Sie diese Gefühle vermutlich schnell abschwächen oder beenden, um sich besser zu fühlen. Manchmal ist dies aber nicht möglich, da es Situationen gibt, auf die man keinen oder wenig Einfluss hat, zum Beispiel der Tod eines geliebten Menschen, manche Ungerechtigkeiten, eine schwere Erkrankung oder gesellschaftliche Ereignisse. Natürlich ist es möglich, diese Ereignisse einfach auszublenden oder sich immer wieder zu fragen, warum dies gerade »mir« passiert. Dies ist jedoch nicht hilfreich, denn dadurch wird das Leiden meist erst recht verstärkt.

In den oben beschriebenen Beispielen ist der Versuch, die eigenen Emotionen zu kontrollieren, entweder sehr kraftraubend, da diese von unbeeinflussbaren Faktoren bestimmt werden, oder aber schädlich für sich selbst oder andere, wenn ungünstige Formen der Bewältigung (z. B. Alkoholkonsum oder immer wieder »Durchgehen« von negativen Ereignissen und Ungerechtigkeiten; siehe auch Kap. 11) gewählt werden. In diesen Situationen kann es daher hilfreich sein, seine eigenen Gefühle zunächst zu akzeptieren.

Akzeptanz meint das Annehmen der eigenen Emotionen, wie sie aktuell erlebt werden, ohne diese dabei zu bewerten oder zu verurteilen. Dabei werden die damit verbundenen Gefühle, Gedanken und körperlichen Empfindungen erlebt, ohne den Versuch einer Veränderung, Kontrolle oder Vermeidung zu unternehmen. Es handelt sich also um eine Bereitschaft, die inneren Erfahrungen anzunehmen und zu erleben, selbst wenn diese unangenehm sind. Dazu gehört auch das Wissen, dass die aktuellen Emotionen nicht ewig andauern, sondern sich mit der Zeit verändern werden.

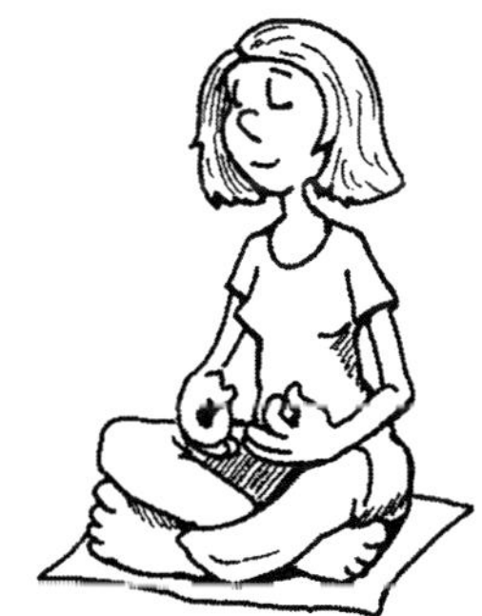

Akzeptanz
=
Annehmen der aktuellen Emotion,
ohne diese zu verändern

© 2018, Springer-Verlag GmbH Deutschland. Aus: Barnow, S.: Gefühle im Griff!

<table>
<tr><td colspan="3">Materialien aus Barnow, Gefühle im Griff!</td></tr>
<tr><td>Arbeitsblatt 14.1</td><td>Akzeptanz</td><td>Seite 2</td></tr>
</table>

Wie funktioniert Akzeptanz?

Akzeptanz bedeutet also das Annehmen unserer aktuellen Emotionen und Reaktionen auf unkontrollierbare Situationen, es ist jedoch **nicht** gleichzusetzen mit Resignation! Zu akzeptieren bedeutet nicht, aufzugeben oder in den negativen Gefühlen zu schwelgen. Die aktuellen Gefühle, Gedanken und körperlichen Empfindungen sollen vielmehr wahrgenommen und bewusst erlebt werden, statt davor zu flüchten oder schädliche Bewältigungsversuche zu unternehmen. Das Tolerieren und Annehmen der eigenen Empfindungen soll dazu beitragen, diese langfristig zu verbessern – beispielsweise durch ein erhöhtes Verständnis oder eine veränderte Beziehung zu den eigenen Emotionen.

Das Bewältigen einer Situation ist oft erst dann möglich, wenn man das Problem als solches akzeptiert hat und seine Existenz nicht verleugnet. Wenn man beispielsweise seine Angst vor einer bestimmten Situation (z. B. unter einer schweren Krankheit zu leiden) bisher unterdrückt hat und diese nicht wahrhaben wollte, ist es ein erster Schritt, sich selbst einzugestehen, dass diese Angst sehr wohl präsent und einflussreich ist. Das Akzeptieren und Eingestehen der eigenen Emotionen kann auch zu einer distanzierteren Haltung beitragen. Zum Beispiel: Sie werden als Fahrradfahrer von einem Auto verletzt, danach haben Sie wochenlang Schmerzen, der Autofahrer ist einfach weitergefahren. Wut und Ärger sind natürliche Reaktionen auf so etwas. Was aber, wenn dies anhält und von nun an Ihr Denken und Fühlen bestimmt, Sie immer wieder diese Ungerechtigkeit reflektieren und sich damit wieder und wieder in Rage bringen (was den Schmerz im Übrigen verstärken wird)? In dieser Situation wäre dieses Verhalten wenig hilfreich und würde dazu führen, dass sich Ihre Heilung (körperlich und seelisch) verzögert oder Sie gar verbittern. Stattdessen wäre es besser zu akzeptieren, dass solche Dinge passieren und dass es im Leben nicht immer gerecht zugeht, diesmal hat es Sie getroffen. Nach dem Prozess der Akzeptanz können Sie das Ereignis und die damit assoziierte Emotion verarbeiten und sich wieder ihrem »normalen« Leben zuwenden.

◘ **Abb. 18.14**   Fortsetzung

<table>
<tr><td colspan="3">Materialien aus Barnow, Gefühle im Griff!</td></tr>
<tr><td>Arbeitsblatt 14.1</td><td>Akzeptanz</td><td>Seite 3</td></tr>
</table>

Ist Akzeptanz hilfreich?

In den oberen Abschnitten wurden bereits einige Beispiele hinsichtlich verschiedener Situationen aufgeführt, in denen die Akzeptanz der eigenen Emotionen eine nützliche Strategie darstellt:

Akzeptanz ist beispielsweise hilfreich, wenn wir momentan keine Kontrolle über die emotionsauslösenden Faktoren haben, oder aber wenn wir zwar über Kontrolle verfügen, diese aber ungünstig einsetzen – seien es Vermeidung oder Flucht vor den eigenen Gefühlen oder schädliche Lösungsversuche wie Alkohol, Drogenmissbrauch oder permanentes Grübeln.

In wissenschaftlichen Untersuchungen konnte der Nutzen von Akzeptanz belegt werden: Die Anwendung der Strategie wirkte sich positiv auf körperliche und psychische Beeinträchtigungen aus. Weiterhin konnte ein Zusammenhang mit geringerer Depressivität und vermehrt positiven Gefühlen nachgewiesen werden. Diese Ergebnisse machen deutlich, dass die Akzeptanz negativer Emotionen bedeutsam für die psychische Gesundheit ist. Aufgrund dieses Nutzens gewinnt die Anwendung von Akzeptanz daher auch vermehrt im psychotherapeutischen Kontext an Bedeutung, beispielsweise bei der Behandlung von Angst, Depression oder auch chronischen Schmerzen.

◘ **Abb. 18.14** Fortsetzung

Arbeitsblatt 15.1	**Problemlösen**	**Seite 1**

Problemlösen

Lass dich vom Verstande leiten, aber verletze nicht die heilige Schranke des Gefühls.
(Otto Ludwig, deutscher Schriftsteller, 1813–1865)

Was bedeutet Problemlösen?

Wie gehen Sie vor, wenn Sie mit Konflikten konfrontiert werden, für die Sie eine angemessene Lösung finden müssen – entscheiden Sie lieber aus dem Bauch heraus oder wägen Sie alle Möglichkeiten in Ruhe gegeneinander ab?

Unter Problemlösen versteht man den Einsatz geistiger Fähigkeiten und Ressourcen, um Herausforderungen oder Konflikte effektiv bewältigen zu können. Dabei stehen sogenannte »kalte Kognitionen« im Vordergrund, die von rationalen Überlegungen geprägt sind und nicht durch emotionale oder impulsive Handlungen beeinflusst werden. Beim Problemlösen liegt der Fokus auf einer rationalen Analyse der Problemstellung und der Ableitung von Lösungsmöglichkeiten, deren Grundlage sorgfältiges Abwägen und nicht etwa das Entscheiden »aus dem Bauch heraus« ist. Bei dieser Strategie ist es also sinnvoll, eine gewisse Distanz zu den Emotionen aufzubauen und zu versuchen, ein Problem ganz sachlich und rational zu beurteilen und anschließend Lösungsvorschläge zu entwickeln. Diese Fähigkeit, Herausforderungen und Konflikte effektiv zu bewältigen, also problemorientiert vorzugehen, ist von großer Bedeutung für unser emotionales Wohlbefinden und damit auch für die Regulation unserer Emotionen. Dies soll anhand der folgenden Gegenüberstellung veranschaulicht werden:

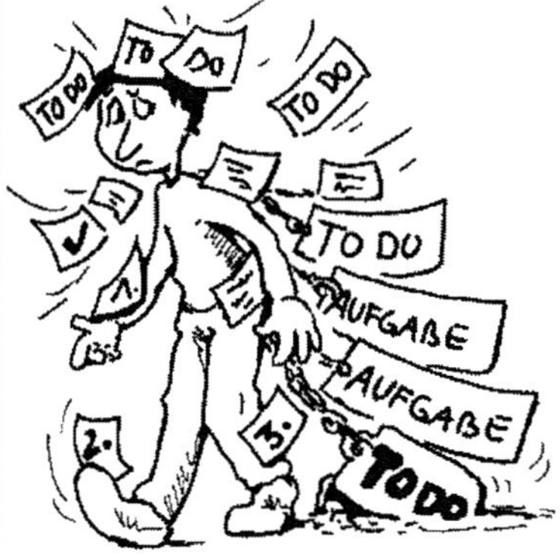

Andreas fühlt sich schon seit Längerem gestresst auf der Arbeit. Er ist überfordert und hat den Eindruck, dass immer alle Aufgaben an ihm hängen bleiben.

Strategie 1

Andreas fühlt sich stark verunsichert und zweifelt immer mehr an sich selbst und seinen Fähigkeiten. Er grübelt oft über die Situation nach, ohne jedoch konkret etwas zu unternehmen. Aus Angst, er könne als nicht belastbar abgestempelt werden, vermeidet es Andreas, seine Situation offen anzusprechen und fühlt sich zunehmend unter Anspannung.

▶ Abb. 18.15   Arbeitsblatt 15.1: Problemlösen

Materialien aus Barnow, Gefühle im Griff!		
Arbeitsblatt 15.1	**Problemlösen**	**Seite 2**

Strategie 2

*Andreas schaut sich sein Problem genauer an und bemerkt, dass seine Überforderung auf der
Arbeit insbesondere durch einen Kollegen bedingt ist, der ihm fortwährend Aufgaben abgibt und
zu dem er nicht »Nein« sagen kann. Obwohl eine Konfrontation mit dem Kollegen unangenehm
werden könnte, beschließt Andreas das Problem anzusprechen, um sich zu entlasten.*

Problemlösen
=
Analytisches Fokussieren der Problemstellung
und rationales Ableiten von
Lösungsmöglichkeiten

Wie funktioniert Problemlösen?

Wie bereits beschrieben, steht beim Problemlösen eine rationale und analytische Denkweise
im Vordergrund, um Konflikte und Herausforderungen zu bewältigen. Das konkrete Vorgehen
ist systematisch und kann mit wenigen aufeinanderfolgenden Schritten beschrieben werden
(siehe ausführlich Kapitel 15):

1) Orientierung   2) Definition   3) Suche nach   4) Entscheidung
                                                Lösungen

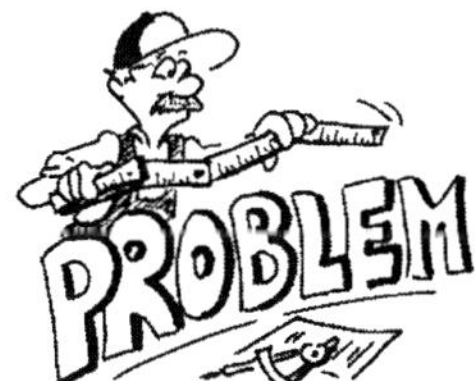
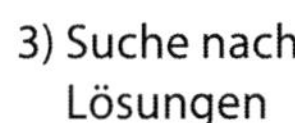
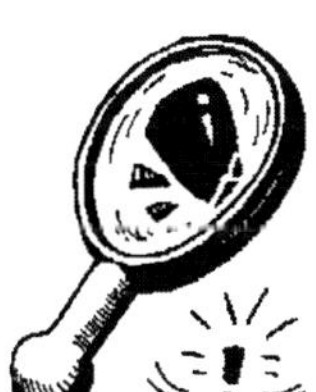

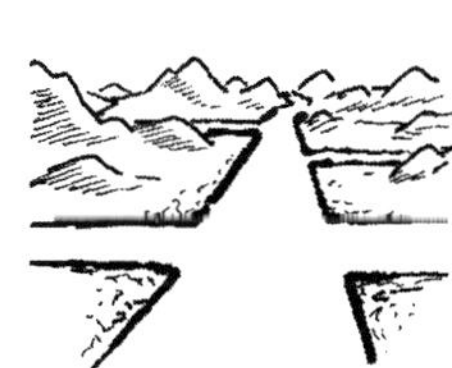

■ Abb. 18.15 Fortsetzung

Materialien aus Barnow, Gefühle im Griff!

| Arbeitsblatt 15.1 | Problemlösen | Seite 3 |

Ist Problemlösen hilfreich?

Durch die Lösung von Konflikten verringern sich Stress und Belastungen, die zuvor durch die kritische Situation aufrechterhalten wurden. Damit geht auch eine Verbesserung des Wohlbefindens und der emotionalen Befindlichkeit einher. Beispielsweise verschwinden Sorgen und Ängste, die durch das Problem hervorgerufen wurden, oder es kommt zu Stolz und Freude darüber, etwas zur Bewältigung unternommen zu haben. Demgegenüber können Ausharren und Untätigkeit dazu führen, dass Probleme erneut auftreten, weiterhin bestehen oder sogar größer werden. Die damit verbundene Belastung wirkt sich negativ auf das Wohlbefinden aus und kann zu Gefühlen von Hoffnungslosigkeit, Resignation, Angst oder Niedergeschlagenheit führen.

Dennoch sind der Anwendung von Problemlösen auch Grenzen gesetzt. In manchen Situationen ist es beispielsweise sinnvoller, sich statt rationaler Überlegungen auf das eigene Bauchgefühl zu verlassen. So vertrauen Sportler ihrer Intuition und Erfahrung, wenn es darum geht, sich schnell für den möglichst besten Spielzug zu entscheiden. Würden sie stattdessen erst gründlich über ihre Alternativen nachdenken, wären schnelle und passende Reaktionen gar nicht möglich. Darüber hinaus gibt es Situationen, die wir nicht beeinflussen können und die schlichtweg nicht lösbar sind, wie beispielsweise der Tod eines geliebten Menschen. Der Versuch, diese unlösbaren Probleme zu bewältigen, ist sehr kraftraubend und wird nicht zu der erhofften Verbesserung führen. Daher ist die Anwendung von Akzeptanz (siehe Kap. 14) als Strategie zur Emotionsregulation in derartigen Situationen hilfreich. In bestimmten Situationen stellt Problemlösen jedoch eine effektive Methode dar, um Probleme zu bewältigen und somit auch die eigenen Emotionen zu regulieren.

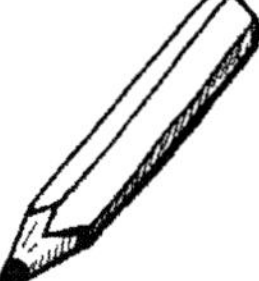

Mithilfe von **Arbeitsblatt 15.2.** können Sie lernen, systematisch Problemlösen anzuwenden.

◻ Abb. 18.15   Fortsetzung

<table>
<tr><td colspan="3">Materialien aus Barnow, Gefühle im Griff!</td></tr>
<tr><td>Arbeitsblatt 15.2</td><td>Problemlösen lernen!</td><td>Seite 1</td></tr>
</table>

Problemlösen lernen!

Werden Sie sich für die folgende Übung über ein Problem bewusst, das Sie mit sich selbst oder mit einer anderen Person haben und an dem Sie gerne arbeiten würden. Folgen Sie den 4 Schritten auf der linken Seite anhand Ihres eigenen Beispiels.

1. Benennung und Beschreibung des Problems

Beschreiben Sie das Problem und eine Situation, in der es auftritt, möglichst genau und versuchen Sie, das Problem in überschaubare und zu bewältigende Teilprobleme zu zerlegen.

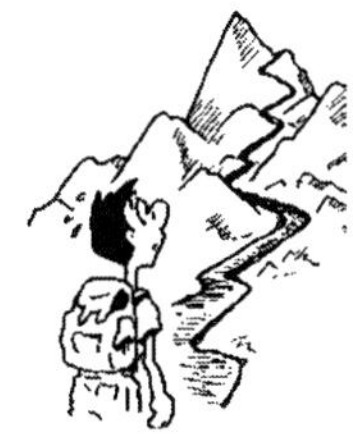
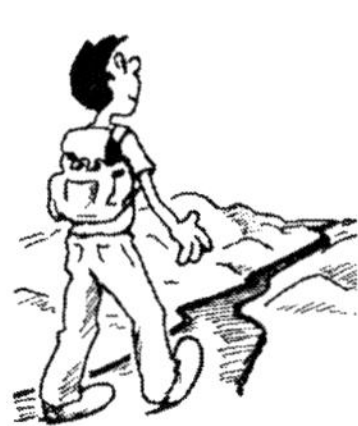

2. Suche nach Lösungen

Sammeln Sie nun so viele alternative Lösungsmöglichkeiten wie möglich. Seien Sie kreativ dabei und versuchen Sie, diese potenziellen Lösungen noch nicht zu bewerten!

◻ **Abb. 18.16** Arbeitsblatt 15.2: Problemlösen lernen!

Materialien aus Barnow, Gefühle im Griff!

Arbeitsblatt 15.2	Problemlösen lernen!	Seite 2

3. Entscheidung treffen

Aus den verschiedenen Alternativen muss nun eine Lösung ausgewählt werden. Eine Vierfelder-Tafel kann hierbei als Entscheidungshilfe dienen. Hierbei werden sowohl die positiven und negativen Konsequenzen als auch die unmittelbaren und langfristigen Folgen einer Lösungsmöglichkeit gegenübergestellt:

	positiv	negativ
kurzfristig		
langfristig		

4. Verwirklichung und Bewertung

Die ausgewählte Lösung sollte nun möglichst konkret geplant und umgesetzt werden. Prüfen Sie dann, ob die durchgeführten Handlungen zu einer erfolgreichen Problemlösung geführt haben oder ob weitere Maßnahmen erforderlich sind.

◻ **Abb. 18.16**   Fortsetzung

<table>
<tr><td colspan="3">Materialien aus Barnow, Gefühle im Griff!</td></tr>
<tr><td>Arbeitsblatt 16.1</td><td>Vermeidung</td><td>Seite 1</td></tr>
</table>

Vermeidung

Das grundsätzliche Ausweichen vor dem Wesentlichen ist das Problem des Menschen.
(Wilhelm Reich, österreichisch-amerikanischer Psychiater, 1897–1957)

Was bedeutet Vermeidung?

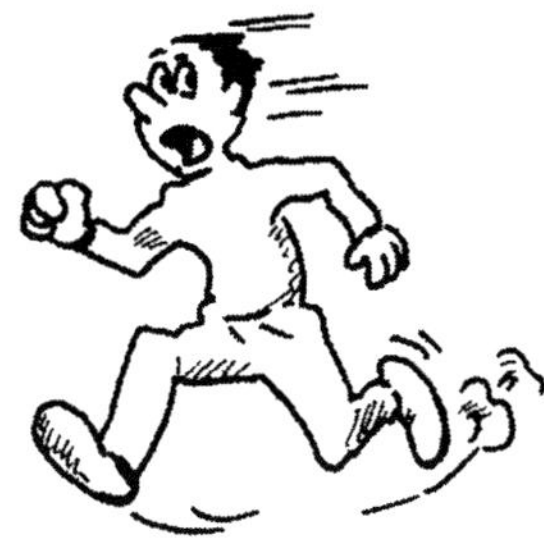

Es gibt Situationen, vor denen wir uns sehr fürchten und denen wir – wann immer es möglich ist – lieber ausweichen. Vermeidung beschreibt diese Tendenz, ungewollte Situationen und Gefühle zu umgehen. Dabei werden Gefühle (z. B. Angst), Gedanken (z. B. »Ich werde versagen«) oder negative Erinnerungen (»Letztes Mal habe ich in dieser Situation Herzrasen gehabt«) durch verschiedenste Strategien (z. B. Ablenken, Geschäftigkeit, Rückzug, Drogen) vermieden. Auch bestimmte körperliche Empfindungen, wie beispielsweise eine starke körperliche Erregung und damit assoziierter schneller Herzschlag oder Atemnot, werden vermieden, zum Beispiel dadurch, dass man sich schont. Ziel von Vermeidung ist es, negative Emotionen und deren körperliche Aspekte (z. B. Schwitzen, Schwindel, Gefühl der Unwirklichkeit, Bauchschmerzen und Anspannung) nicht zuzulassen und gefürchteten Situationen aus dem Weg zu gehen. Zur Veranschaulichung ein kurzes Beispiel:

Marie wird von einer Bekannten angerufen, die sie einlädt, mit ihr und einigen Freundinnen einen Film im Kino anzusehen. Sie kennt diese Personen jedoch kaum und fühlt sich verunsichert. Sie erinnert sich an eine Situation, in der sie eine ähnliche Einladung angenommen hatte. Damals verbrachte sie jedoch keinen schönen Abend, da sie mit den Anderen nur schwer ins Gespräch gekommen war. Marie befürchtet nun, dass sie erneut eine derartige Situation erleben könnte. Aus diesem Grund lehnt sie ab und verbringt den Abend zu Hause, obwohl sie den Film eigentlich gern gesehen hätte. Obwohl sie sich nach der Absage erst erleichtert fühlt, setzt bald darauf eher eine traurige Stimmung ein, nicht dabei zu sein.

Im obigen Beispiel erwartet Marie, dass sie sich unter den kaum bekannten Personen sehr unsicher fühlen wird, und empfindet diese Emotion als schwer auszuhalten. Daher vermeidet sie Situationen, in denen die Gefahr besteht, mit diesen Gefühlen konfrontiert zu werden und verzichtet infolgedessen auch auf Dinge, die sie eigentlich gerne mag. Die Angst vor der Konfrontation mit einem bestimmten Erleben (z. B. Ich werde nicht wissen was ich sagen soll;

◻ **Abb. 18.17**   Arbeitsblatt 16.1: Vermeidung

<table>
<tr><td colspan="3">Materialien aus Barnow, Gefühle im Griff!</td></tr>
<tr><td>Arbeitsblatt 16.1</td><td>Vermeidung</td><td>Seite 2</td></tr>
</table>

ich werde rot oder benehme mich ungeschickt) hängt damit zusammen, dass diese Gefühle, Gedanken, Empfindungen oder Erinnerungen als beängstigend bewertet werden. Daher werden Anstrengungen unternommen, um das unangenehme Erleben zu verringern und ursächliche Faktoren, wie beispielsweise bestimmte Situationen, zu kontrollieren oder zu vermeiden.

> Vermeidung
> =
> bestimmte Gefühle, Gedanken oder körperliche Empfindungen und
> deren auslösende Situationen werden negativ bewertet
> und folglich vermieden

Folgen von Vermeidung ...

Die Vermeidung negativer Gefühle, Gedanken und Situationen stellt eine selbstschützende Strategie dar. Wird diese als kurzfristiges Mittel eingesetzt, um mit bestimmten Emotionen umzugehen, sind die negativen Konsequenzen eher gering. Beispielsweise könnte eine Aussprache nach dem Streit mit einer Kollegin zunächst vermieden werden, um wichtige Aufträge schnell erledigen zu können. Wird Vermeidung jedoch häufig und längerfristig eingesetzt, um Emotionen zu regulieren, kann dies deutliche negative Konsequenzen nach sich ziehen:

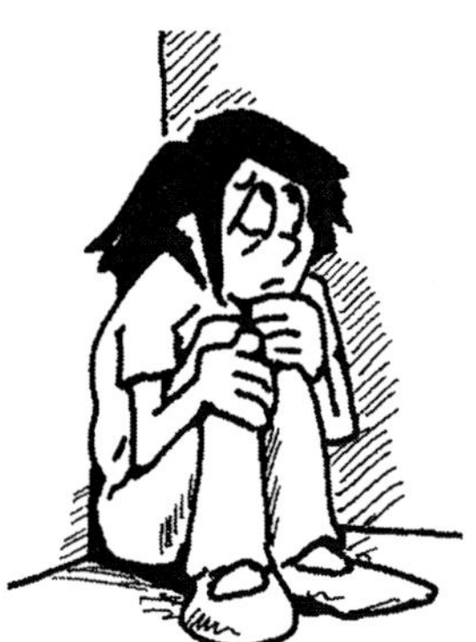

Marie aus dem oberen Beispiel schränkt ihre sozialen Kontakte immer stärker ein und fühlt sich schließlich einsam. Da sie dadurch auch nicht lernen kann, wie solche Situationen erfolgreich bewältigt werden können, entwickelt sie zunehmend eine soziale Unsicherheit, zweifelt immer stärker an sich und fühlt sich möglicherweise depressiv. Außerdem treten nun die befürchteten Konsequenzen tatsächlich ein, da der Erwartungsdruck dazu führt, dass Marie im Falle eines Treffens mit Unbekannten (welches sich möglicherweise nicht vermeiden lässt) tatsächlich errötet und nicht weiß, wie sie diese Situation gestalten soll. Das wiederum verstärkt ihre Vermeidungstendenz und resultiert in einem Teufelskreis, der letztendlich zu immer mehr Angst und Unsicherheit führt.

Psychologische Untersuchungen zeigen außerdem, dass Vermeidung Angst und körperliche Erregung verstärkt, sodass es durch andauernde Vermeidung immer schneller zu bestimmten Symptomen kommt (z. B. erhöhter Herzschlag, Erröten, Schwindel), also zu Symptomen,

◘ Abb. 18.17   Fortsetzung

Materialien aus Barnow, Gefühle im Griff!

| **Arbeitsblatt 16.1** | **Vermeidung** | **Seite 3** |

welche die Person eigentlich vermeiden wollte. Dieser Prozess der »Sensitivierung« (immer schnellere Reaktion des Körpers auf Stressfaktoren) wird durch zunehmendes Schonverhalten verstärkt und begünstigt letztendlich die Erwartungsangst (Angst vor der Angst).

Eine Strategie, welche statt Vermeidung eingesetzt werden kann, stellt die Akzeptanz des unangenehmen Erlebens dar (siehe Kap. 14) bzw. eine Neubewertung (siehe Kap. 13). Akzeptanz kann hilfreich sein, um die gefürchtete Situation dennoch aufzusuchen und auszuhalten. Dabei wird die Erfahrung gemacht, dass die Angstgefühle schwächer werden, je länger man sich der Situation aussetzt und eine Bewältigung doch möglich ist (Angst bringt einen nicht um und entgegen der Befürchtungen führt sie auch nicht dazu »durchzudrehen«, sondern bildet sich nach einer Weile zurück, dies geht umso schneller, je mehr man Angstgefühle akzeptiert!). Außerdem muss wieder gelernt werden, sich der Angst auszusetzen und sich bewusst gegen die Vermeidungstendenz zu stellen. Neubewertungen können sehr hilfreich dabei sein, den Ausgangsreiz zu entschärfen. Anstatt beispielsweise den Supermarkt als Angstauslöser zu bewerten, könnte man sich verdeutlichen, dass ein Supermarkt ungefährlich ist und nur deshalb Angst auslöst, weil der Patient ihn als bedrohlich einschätzt.

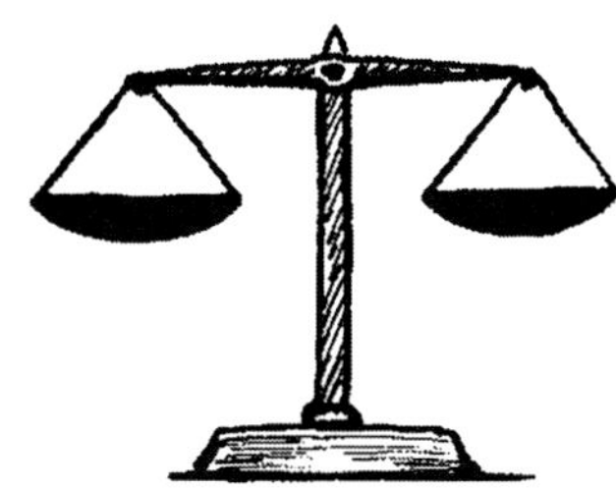

Arbeitsblatt 16.2. unterstützt Sie dabei, Vermeidung bei sich selbst zu erkennen und die Vor- und Nachteile für Sie persönlich einzuschätzen.

◘ Abb. 18.17 Fortsetzung

<table>
<tr><td colspan="3">Materialien aus Barnow, Gefühle im Griff!</td></tr>
<tr><td>Arbeitsblatt 16.2</td><td>»Eine Situation, die ich schon seit Langem vermeide …«</td><td>Seite 1</td></tr>
</table>

»Eine Situation, die ich schon seit Langem vermeide…«

1. Welche Situation vermeiden Sie schon seit Längerem?

2. Warum vermeiden Sie diese Situation? Gibt es beispielsweise ein Gefühl, das Sie damit vermeiden wollen?

3. Wie geht es Ihnen mit dieser Vermeidung?

   a. Was sind die Vorteile?

   b Was sind die Nachteile?

4. Was würde passieren, wenn Sie die Situation angehen?

   c. Was wären die Vorteile?

   d Was wären die Nachteile?

Abb. 18.18   Arbeitsblatt 16.2: »Eine Situation, die ich schon seit Langem vermeide …«

Serviceteil

© Springer-Verlag GmbH Deutschland 2018
S. Barnow, *Gefühle im Griff!*,
https://doi.org/10.1007/978-3-662-54637-6

Literatur

Abela, J. R. Z., Webb, C. A., Wagner, C., Ho, M.-H. R., & Adams, P. (2006). The Role of Self-Criticism, Dependency, and Hassles in the Course of Depressive Illness: A Multiwave Longitudinal Study. *Personality and Social Psychology Bulletin*, 32(3), 328–338. doi: 10.1177/0146167205280911

Banks, S. J., Eddy, K. T., Angstadt, M., Nathan, P. J., & Phan, K. L. (2007). Amygdala-frontal connectivity during emotion regulation. *Social Cognitive and Affective Neuroscience*, 2(4), 303–312. doi: 10.1093/scan/nsm029

Barnow, S. (Ed.). (2008). *Persönlichkeitsstörungen: Ursachen und Behandlung*. Bern: Huber.

Barnow, S. (Ed.). (2008). *Von Angst bis Zwang: ein ABC der psychologischen Störungen: Formen, Ursachen und Behandlung* (3., überarb. und erw. Aufl.). Bern: Huber.

Barnow, S. (2012). Emotionsregulation und Psychopathologie: Ein Überblick. *Psychologische Rundschau*, 63(2), 111–124. doi: 10.1026/0033-3042/a000119

Barnow, S. (2013). *Therapie wirkt! So erleben Patienten Psychotherapie*. Berlin, Heidelberg: Springer-Verlag.

Barnow et al. (2016). Emotionsregulation. Manual und Materialien für Trainer und Therapeuten. Springer, Berlin, Heidelberg

Barnow, S., Aldinger, M., & Stopsack, M. (2013). Emotionsregulationsstrategien bei Depression: Ein multimethodaler Überblick. *Psychologische Rundschau*, 64.

Baumeister, R. F., Bratslavsky, E., Muraven, M., & Tice, D. M. (1998). Ego depletion: Is the active self a limited resource? *Journal of Personality and Social Psychology*, 74(5), 1252–1265. doi: 10.1037/0022-3514.74.5.1252

Baumeister, R. F., Gailliot, M., DeWall, C. N., & Oaten, M. (2006). Self-Regulation and Personality: How Interventions Increase Regulatory Success, and How Depletion Moderates the Effects of Traits on Behavior. *Journal of Personality*, 74(6), 1773–1801. doi: 10.1111/j.1467-6494.2006.00428.x

Ben-Shahar, T. (2007). *Glücklicher: Lebensfreude, Vergnügen und Sinn finden mit dem populärsten Dozenten der Harvard University*. München: Riemann.

Bormans, L. (2012). *Glück. The World Book of Happiness*. Köln: DuMont Buchverlag.

Brickman, P., Coates, D., & Janoff-Bulman, R. (1978). Lottery winners and accident victims: Is happiness relative? *Journal of Personality and Social Psychology*, 36(8), 917–927. doi: 10.1037/0022-3514.36.8.917

Brassen, S., Gamer, M., Peters, J., Gluth, S., & Büchel, C. (2012). Don't look back in anger! Responsivness to missed chances in successful and nonsuccsessfull aging. *Science*, 336(6081), 612–614.

Brecht, B. (1964). Gedichte 1941–1947. Frankfurt am Main: Suhrkamp Verlag.

Butler, E. A., Egloff, B., Wlhelm, F. H., Smith, N. C., Erickson, E. A., & Gross, J. J. (2003). The social consequences of expressive suppression. *Emotion*, 3(1), 48–67. doi: 10.1037/1528-3542.3.1.48

Campbell-Sills, L., Barlow, D. H., Brown, T. A., & Hofmann, S. G. (2006). Effects of suppression and acceptance on emotional responses of individuals with anxiety and mood disorders. *Behaviour Research and Therapy*, 44(9), 1251–1263. doi: 10.1016/j.brat.2005.10.001

Carney, D. R., Cuddy, A. J. C., & Yap, A. J. (2010). Power posing: Brief nonverbal displays affect neuroendocrine levels and risk tolerance. *Psychological Science*, 21(10), 1363–1368. doi: 10.1177/0956797610383437

Consedine, N. S. (2008). Health-promoting and health-damaging effects of emotions the view from developmental functionalism. In M. Lewis, J. M. Haviland-Jones & L. F. Barrett (Eds.), *Handbook of emotions* (3rd ed.). (pp. 676–690). New York, NY US: Guilford Press.

Davidson, R. J., & Begley, S. (2012a). *The Emotional Life of Your Brain: How its unique patterns affect the way you think, feel, and live – and how you can change them*. New York, NY: Hudson Street Press.

Davidson, R. J., & Begley, S. (2012b). The Monk in the Machine. In R. J. Davidson & S. Begley (Eds.), *The Emotional Life of Your Brain: How its unique patterns affect the way you think, feel, and live – and how you can change them* (pp. 199–224). New York, NY: Hudson Street Press.

Depue, B. E., Curran, T., & Banich, M. T. (2007). Prefrontal regions orchestrate suppression of emotional memories via a two-phase process. *Science*, 317(5835), 215–219. doi: 10.1126/science.1139560

Everson-Rose, S. A., & Lewis, T. T. (2005). Psychosocial factors and cardiovascular diseases. *Annual Review of Public Health*, 26, 469–500. doi: 10.1146/annurev.publhealth.26.021304.144542

Feuchtwanger, L. (1992). Die Ziegel von Les Milles. In: Der Teufel in Frankreich. Erlebnisse (2., erw. Aufl.). Berlin, Weimar: Aufbau-Verlag.

Frick, C., Lang, S., Kotchoubey, B., Sieswerda, S., Dinu-Biringer, R., Berger, M., Veser, S., Essig M, Barnow, S. (2012). Hypersensitivity in Borderline Personality Disorder during Mindreading. *PLoS ONE*, 7(8), e41650. doi: 10.1371/journal.pone.0041650

Gallo, I. S., Keil, A., McCulloch, K. C., Rockstroh, B., & Gollwitzer, P. M. (2009). Strategic automation of emotion regulation. *Journal of Personality and Social Psychology*, 96(1), 11–31. doi: 10.1037/a0013460

Goleman, D. (1997). Emotionale Intelligenz. München: Dt. Taschenbuch-Verlag.

Gross, J. J. (2002). Emotion regulation: Affective, cognitive, and social consequences. *Psychophysiology*, 39(3), 281–291. doi: 10.1017/s0048577201393198

Gross, J. J., & Levenson, R. W. (1993). Emotional suppression: Physiology, self-report, and expressive behavior. *Journal of Personality and Social Psychology*, 64(6), 970–986. doi: 10.1037/0022-3514.64.6.970

Headey, B., Muffels, R., Wagner, G. G. (2010). Long-running German panel survey shows that personal and economic choices, not just genes, matter for happiness. PNAS 107 (42): 17992–17926

Hofmann, S. G., Sawyer, A. T., Witt, A. A., & Oh, D. (2010). The effect of mindfulness-based therapy on anxiety and depression: A meta-analytic review. *Journal of Consulting and Clinical Psychology*, 78(2), 169–183. doi: 10.1037/a0018555

Jansons, Mariss (2013): Gedanken sind Energie. Interview in der Süddeutschen Zeitung vom 12.1.2013.

John, O. P., & Gross, J. J. (2004). Healthy and unhealthy emotion regulation: Personality processes, individual differences, and life span development. *Journal of Personality*, 72(6), 1301–1333. doi: 10.1111/j.1467-6494.2004.00298.x

Kahneman, D., & Schmidt, T. (2012). *Schnelles Denken, langsames Denken*. München: Siedler Verlag.

Kross, E., Gard, D., Deldin, P., Clifton, J., & Ayduk, O. (2012). "Asking why" from a distance: Its cognitive and emotional consequences for people with major depressive disorder. *Journal of Abnormal Psychology*, 121(3), 559–569. doi: 10.1037/a0028808

Kubzansky, L. D., & Thurston, R. C. (2007). Emotional vitality and incident coronary heart disease: Benefits of healthy psychological functioning. *Archives of General Psychiatry*, 64(12), 1393–1401. doi: 10.1001/archpsyc.64.12.1393

Lammers, C.-H. (2007). *Emotionsbezogene Psychotherapie. Grundlagen, Strategien und Techniken* (1. Aufl.). Stuttgart: Schattauer, S. 337

Lazarus, R. S. (1999). *Stress and emotion: A new synthesis*. New York, NY US: Springer Publishing Co.

Ludwig, O. (1956). Zwischen Himmel und Erde. In: W. Greiner (Hrsg.), Ausgewählte Werke, Bd. 1. Leipzig: Reclam.

McGonigal, K. (2012). Bergauf mit Rückenwind. München: Goldmann

Oaten, M., & Cheng, K. (2006). Longitudinal gains in self-regulation from regular physical exercise. *British Journal of Health Psychology*, 11(4), 717–733. doi: 10.1348/135910706×96481

Ochsner, K. N., Bunge, S. A., Gross, J. J., Gabrieli, J. D. E. (2002). Rethinking feelings: An fMRI study oft he cognitive regulation of emotion. *Journal of Cognitive Neuroscience*, 14, 1215–1299.

Ott, U. (2010). Meditation für Skeptiker: *Ein Neurowissenschaftler erklärt den Weg zum Selbst*. München: O. W. Barth.

Pennebaker, J. W., & Beall, S. K. (1986). Confronting a traumatic event: Toward an understanding of inhibition and disease. *Journal of Abnormal Psychology*, 95(3), 274–281. doi: 10.1037/0021-843x.95.3.274

Pennebaker, J. W., Kiecolt-Glaser, J. K., & Glaser, R. (1988). Disclosure of traumas and immune function: Health implications for psychotherapy. *Journal of Consulting and Clinical Psychology*, 56(2), 239–245. doi: 10.1037/0022-006x.56.2.239

Pitkala, K. H., Laakkonen, M. L., Strandberg, T. E., & Tilvis, R. S. (2004). Positive life orientation as a predictor of 10-year outcome in an aged population. *J Clin Epidemiol*, 57(4), 409–414. doi: 10.1016/j.jclinepi.2003.07.013

Reich, W. (1978). Christusmord. Olten, Freiburg i. Br.: Walter-Verlag.

Reis, H. T. (2001). Relationship experiences and emotional well-being. In C. D. Ryff & B. Singer (Eds.), *Emotion, social relationships, and health*. (pp. 57–86). New York: Oxford University Press.

Ricard, M. (2007). *Glück*. München: Nymphenburger Verlag.

Rude, S. S., Gortner, E.-M., & Pennebaker, J. W. (2004). Language use of depressed and depression-vulnerable college students. *Cognition and Emotion*, 18(8), 1121–1133. doi: 10.1080/02699930441000030

Sapolsky, P. (2004). Why Zebras Don't Get Ulcers. New York: Holt Paperbacks

Schartau, P. E. S., Dalgleish, T., & Dunn, B. D. (2009). Seeing the bigger picture: Training in perspective broadening reduces self-reported affect and psychophysiological response to distressing films and autobiographical memories. *Journal of Abnormal Psychology*, 118(1), 15–27. doi: 10.1037/a0012906

Schneider, M. (2012). Stressfrei durch Meditation. München: O.W. Barth Verlag.

Schopenhauer, A. (1998). *Die Welt als Wille und Vorstellung*. München: Deutscher Taschenbuch Verlag.

Seligman, M. E. P. (2002). *Authentic happiness: Using the new positive psychology to realize your potential for lasting fulfillment*. New York, NY US: Free Press.

Seligman, M. E. P. (2011). *Flourish: a visionary new understanding of happiness and well-being*. New York, NY: Free Press.

Shakespeare, W., & Pfister, M. (2008). *Hamlet: zweisprachige Ausgabe* (1. Aufl. ed.). Cadolzburg: ars vivendi.

Smyth, J. M. (1998). Written emotional expression: Effect sizes, outcome types, and moderating variables. *Journal of Consulting and Clinical Psychology*, 66(1), 174–184. doi: 10.1037/0022-006x.66.1.174

Spinoza, B. d. (2002). *Die Ethik : lateinisch und deutsch* ([Nachdr.] ed.). Stuttgart: Reclam.

Strack, F., Martin, L. L., & Stepper, S. (1988). Inhibiting and facilitating conditions of the human smile: A nonobtrusive test of the facial feedback hypothesis. *Journal of Personality and Social Psychology*, 54(5), 768–777. doi: 10.1037/0022-3514.54.5.768

Tamir, M., John, O. P., Srivastava, S., & Gross, J. J. (2007). Implicit theories of emotion: Affective and social outcomes across a major life transition. *Journal of Personality and Social Psychology*, 92(4), 731–744. doi: 10.1037/0022-3514.92.4.731

Wager, T. D., Davidson, M. L., Hughes, B. L., Lindquist, M. A., Ochsner, K. N. (2008). Prefrontal-subcortical Pathways mediating successful emotion regulation. *Neuron*, 59, 1037–1050.

Wander, K. F. W. (1867). Deutsches Sprichwörter-Lexikon. Ein Hausschatz für das deutsche Volk. Leipzig: F. A. Brockhaus.

Webb, T. L., Miles, E., & Sheeran, P. (2012). Dealing with feeling: A meta-analysis of the effectiveness of strategies derived from the process model of emotion regulation. Psychological Bulletin, 138(4), 775–808.